社　　长：宋纯智
总 编 辑：倪晨涵
编辑部主任：陈　刚
特约编辑：万　鹏

沈阳编辑部
联 系 人：苏　阳
地　　址：沈阳市和平区十一纬路29号
电　　话：024-23280336
电子邮箱：jcpchina@126.com

北京编辑部
联 系 人：殷　欣
地　　址：北京市朝阳区北四环108号
电子邮箱：jcpchina@hotmail.com

发行单位
国内：辽宁省报刊发行局
110013，沈阳市沈河区北站路111号
邮发代号：8-195

订购
全国各地邮局
定价：全年200.00元（每年4期）
发行范围：公开发行

主管单位：
北方联合出版传媒（集团）股份有限公司

主办单位：
辽宁科学技术出版社有限责任公司

支持单位：
中华口腔医学会
广东省口腔医院

图书在版编目（CIP）数据

临床牙周病学：根分叉病变专辑 /（意）托尼提（Tonetti，M.）主编；章锦才译. —沈阳：辽宁科学技术出版社，2015.7
ISBN 978-7-5381-9255-1

Ⅰ. ①临…　Ⅱ. ①托…　②章…　Ⅲ. ①牙周病—诊疗　Ⅳ. ①R781.4

中国版本图书馆CIP数据核字（2015）第108604号

辽宁彩色图文印刷有限公司印刷
开本：889mm×1194mm　1/16　印张：4.75　字数：100千字
2015年7月第1版　2015年7月第1次印刷
定价：50.00元

新浪微博：@临床牙周病学杂志-JCP
微信公众平台：jcpchina

EMS-SWISSQUALITY.COM

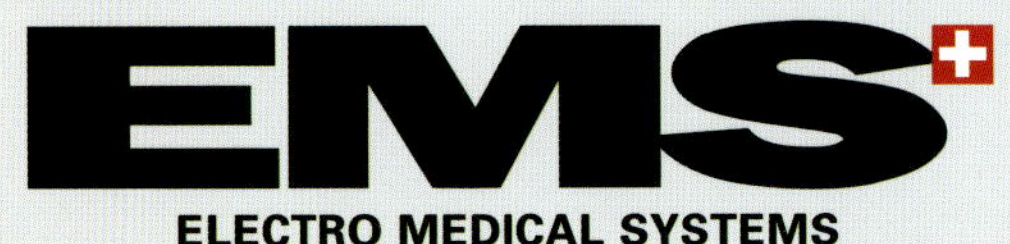

1+1=3

EMS 最新上市的 Air Flow Master Piezon 龈上龈下喷砂+无痛超声系统。兼具 Air Flow Mater 和 PM700 两大功能，三种工作模式，为牙周治疗和种植体维护带来新的技术标准。

无痛超声技术

EMS最新研发的无痛超声技术，真正做到在超声洁治过程中，减少了患者不必要的刺激痛疼感，最大程度地提高患者的舒适度。源自EMS原研的无痛超声技术，革命性地开创了正弦波的超声发生模式，同时具备超高频的功率自动追踪功能，保证实时的、最符合治疗效果的功率输出以及柔和的功率自动追踪调节。它帮助医生在做非手术牙周治疗时，无需麻醉，减少患者就诊时间、减少麻醉风险、减少牙龈组织损伤，使牙周非手术治疗更容易在临床开展。

同时配合瑞士EMS原装工作尖使用，EMS提供了多种不同设计的牙周、根管专用工作尖，让治疗变得更简单、更安全。原装工作尖的线性运动，保证工作尖在接触牙龈组织以及种植体表面时特别轻柔。

这项来自瑞士的精密机械加工工艺和智能超声技术的完美结合，带来了最舒适的治疗体验。这一最新的超声技术，可以用于超声牙周治疗以及种植体维护治疗，其柔和的超声效果，降低了龈下洁治损伤牙骨质和种植体表面涂层的风险。与此同时，精准的实时功率输出调节，保证了极佳的治疗效率。

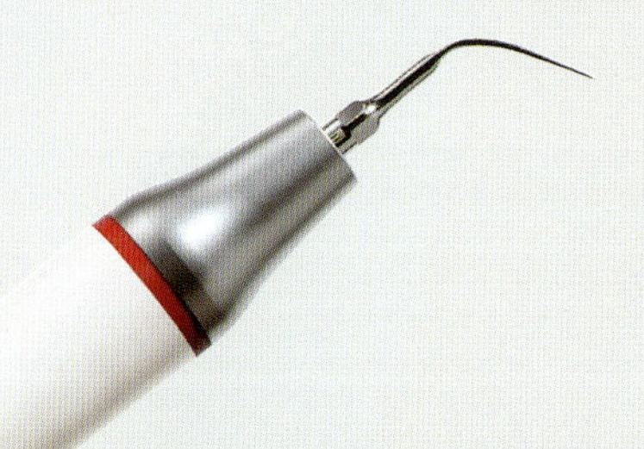

> 原创的无痛超声手柄(手柄LED)配PS工作尖

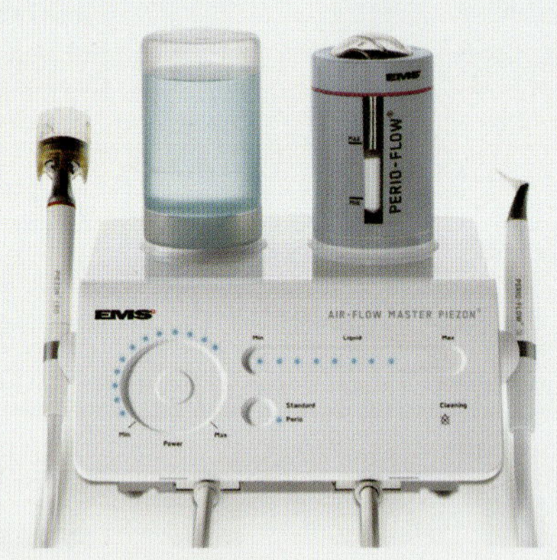

喷砂洁治技术

EMS高精度的龈上喷砂嘴，带来完全雾化、精准的喷砂效果，清洁牙垢，不伤牙面。可用于牙面的色渍清洁、正畸托槽的清洁、窝沟封闭前的牙面清洁和种植修复体龈上部分的清洁。现在EMS更开发出直达牙周袋底部的龈下喷砂技术，可去除牙周袋内的牙菌斑以及种植钉螺纹间隙的菌斑，为牙周治疗和种植体洁治带来革命性的新技术。

EMS特别设计的龈下喷嘴，可以在牙周袋内形成立体喷射，360°清洁袋内细菌和种植钉螺纹间隙菌斑，精确的空气、水、砂粉混合比例以及分流设计，特制的甘氨酸龈下喷砂粉，保证治疗不会损伤牙龈上皮组织以及引起皮下气肿，不破坏钛金属表面的生物相容性。真正实现简便、有效的牙周病和种植体周围炎维护治疗。一次性的喷嘴设计，在保证设备使用卫生安全的同时，避免了喷嘴堵塞，让医生可以放心使用。龈上、龈下2种喷砂技术均可在这一台设备上实现极大的方便了医生在临床开展牙周治疗和种'植体维护治疗。

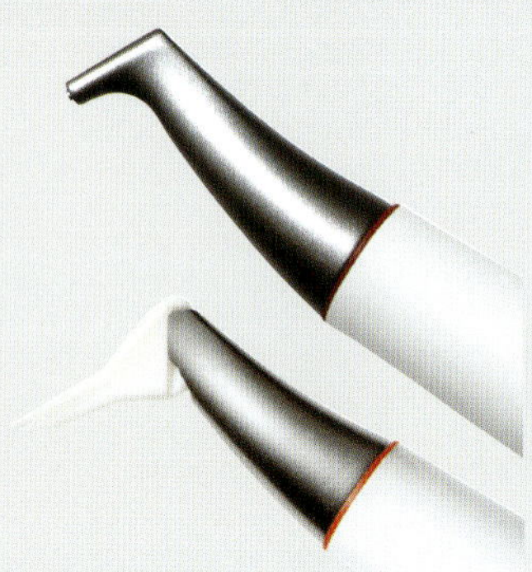

> 原创EMS龈上和龈下喷砂手柄

这一设备同时配合EMS原装喷砂粉使用，可以实现最优化治疗效果。EMS公司生产的EMS Perio Powder甘氨酸龈下喷砂粉，特别为龈下牙周维护治疗和种植体维护治疗而研发，因为采用了甘氨酸成分，所以质地特别柔软，而且25um的颗粒直径也确保了它不像普通喷砂粉那样会给牙龈或种植体带来过大的冲击力，在治疗过程中，可以有效清除牙周袋内和种植体表面的菌斑，而不损伤牙龈以及钛金属表面。同时天然的甘氨酸成分有钙离子通道抑制剂作用，起到抑制软组织炎性细胞活动，从而具有抗炎效果。同时甘氨酸成分保证残余粉末不会对人体以及种植体造成损害。

更多资讯请洽

> emschina@ems-ch.com

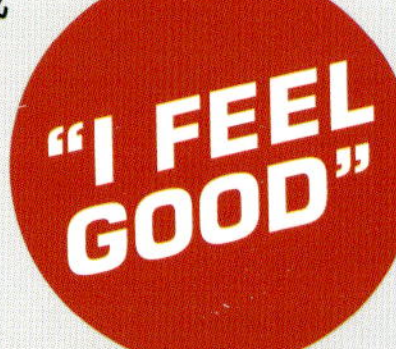

目录

名誉主编单位

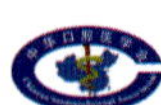

中华口腔医学会
地址：北京市中关村南大街18号
电话：010-6211 6665

主编单位

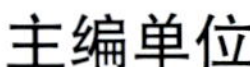

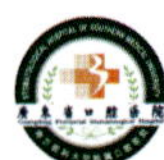

广东省口腔医院，南方医科大学附属口腔医院
地址：广州市江南大道南366号
电话：020-8440 9903

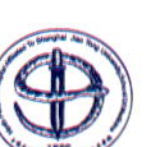

上海交通大学医学院附属第九人民医院
地址：上海市制造局路639号
电话：021-2327 1241

副主编单位

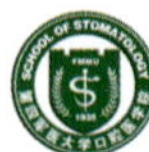

中国人民解放军第四军医大学口腔医学院
地址：西安市长乐西路145号
电话：029-8477 6096

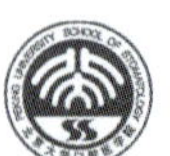

北京大学口腔医学院
地址：北京市中关村南大街22号
电话：010-6217 9977

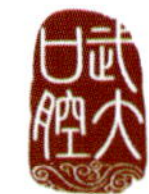

武汉大学口腔医院
地址：武汉市洪山区珞喻路237号
电话：027-8787 7870

编委单位

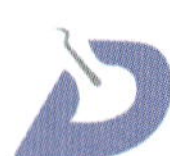

南京大学口腔医学院.南京市口腔医院
地址：南京市中央路30号
电话：021-5288 9999

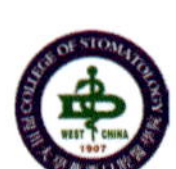

四川大学华西口腔医院
地址：成都市人民南路三段14号
电话：028-8550 3483

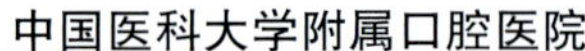

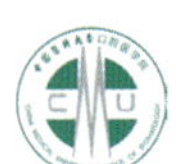

中国医科大学附属口腔医院
地址：沈阳市和平区南京北街117号
电话：024-2289 2645

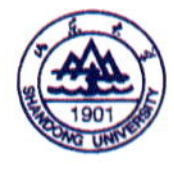

山东大学口腔医院
地址：济南市文化西路44-1号
电话：0531-8838 2939

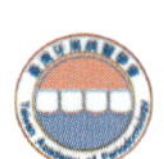

台湾牙周病医学会
地址：台北市兴隆路一段143号2楼
电话：00886-2-8935 2721

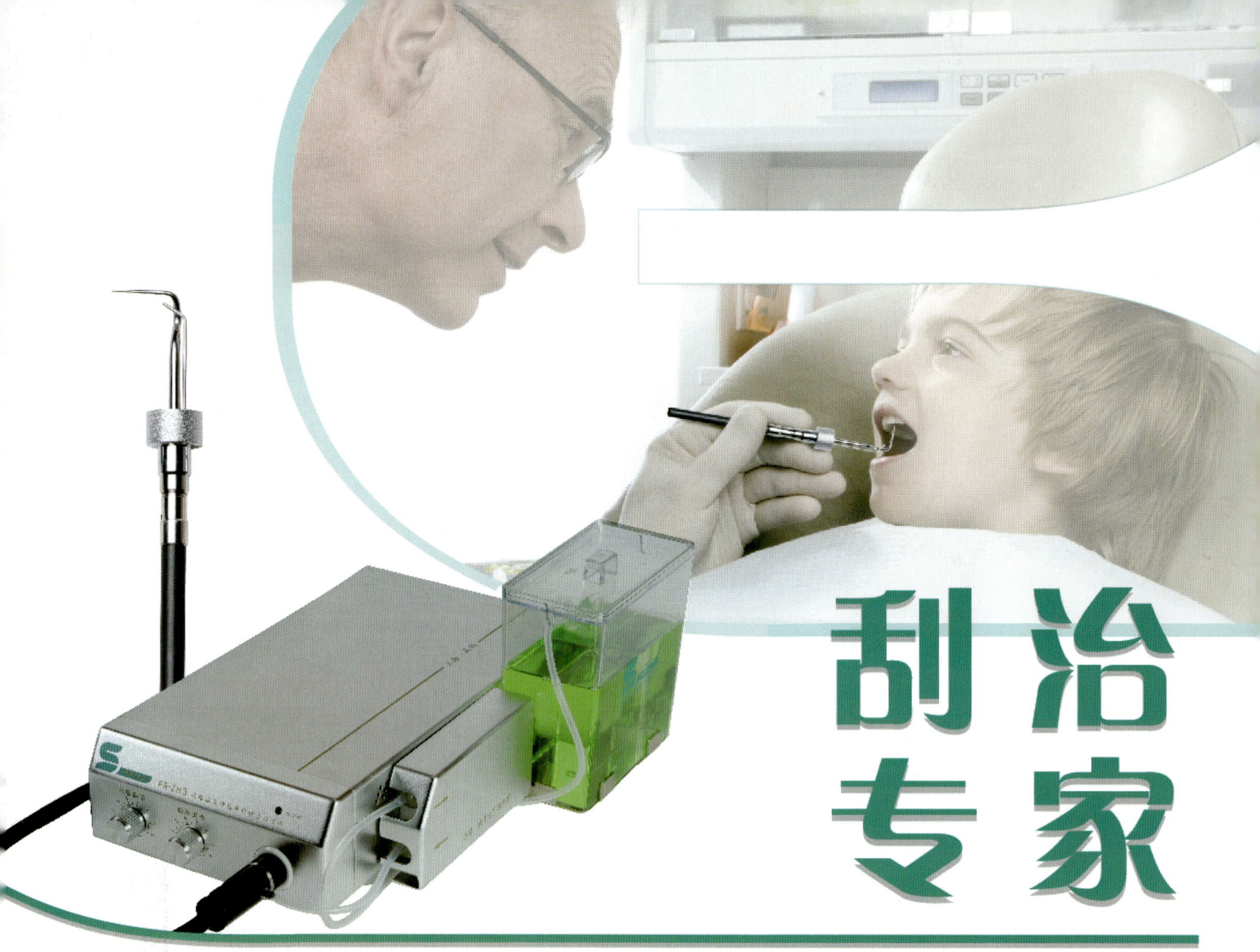

根分叉病变治疗的困难、方法选择和疗效评估

根分叉病变是一种古老而顽固的临床病损类型，往往在发生病变后持续迁延和难以恢复，是人类咀嚼最重要工具——磨牙的最主要丧失原因之一。从20世纪至今，世界各国的专家学者们已经采取了所能用到的各种各样治疗技术，包括传统的机械刮治、超声处理、局部药物，到近年来所新兴的再生手术、生长因子、激光等方法，来试图消除局部病灶，促进功能恢复；但效果始终不尽人意。因为根分叉病变涉及的影响因素众多，病损位置局限深在，牙根形态和解剖结构特殊，临床病损类型和程度多样，而且常伴有牙髓和咬合方面的并发问题等，因此，注定了根分叉病变仍然是牙周病治疗中的难点，同时也是研究热点。

本期所选择的数篇国外临床研究及综述报道，从根分叉的解剖结构（如入口宽度、根柱长度、釉突存在、牙根凹陷等），根周骨水平高度，不同治疗方法的选择等方面详细比较性分析、介绍了根分叉病变的治疗预后；其核心仍然是如何能更有效地去除根分叉区菌斑牙石等病源因素，尤其可贵的是总结出了一些非手术或手术治疗后的疗效影响因素；以数据说话，对于临床如何有效选择病例和适应证有重要参考。

对于我们临床工作的重要借鉴是，首先要充分认识到根分叉病变的复杂性；治疗前要详细了解可疑因素和认真检查临床状况；要进行尽可能细致的牙周非手术治疗，并且可以将几种不同手段相结合运用以提高疗效；在一定观察期的再评估后再决定是否进行手术治疗，以及选择应用何种手术方式；治疗后仍然必须重视牙周维护治疗和定期随访；还需要多学科配合进行牙髓处理、功能修复体设计与制作、咬合调整等综合治疗；要建立起医生和患者的双重信心和相互理解配合，尽可能长地保存患者的自然牙齿和行使功能，提高疗效，提升生活质量。

1993. 20. 294-298

Journal of Clinical Periodontology

手术和非手术方式去除多根牙的牙石——比较外部和根分叉面以及根分叉入口宽度的影响

Calculus removal from multirooted teeth with and without surgical access—Comparison between external and furcation surfaces and effect of furcation entrance width

Parashis AO, Anagnou-Vareltzides A and Demetriou N

王勤涛 审　朱宏、胡鑫 译

摘要

目的：评估根分叉入口宽度对去除根分叉区域牙石效率的影响，闭合性根面平整、开放性根面平整和金刚砂车针处理根分叉区域时，以及外部和根分叉表面间的效应比较。

材料与方法：30颗拔除的下颌第一和第二磨牙，牙石指数≥2，根分叉病变Ⅱ度或Ⅲ度。这些患牙分为3组：10颗磨牙采用闭合性治疗进行龈下刮治和根面平整；10颗磨牙采用开放性治疗进行龈下刮治和根面平整；10颗磨牙采用开放性治疗进行龈下刮治和根面平整并使用金刚砂车针去除根分叉区的沉积物。拔出磨牙后，测定距离根分叉顶下2mm处颊、舌侧根分叉开口的距离，并据此将根分叉分为宽型（宽度>2.4mm）和窄型（宽度<2.4mm）。用立体显微镜对这些牙齿外表面和根分叉区的牙石残余率进行测量。

结果：根分叉入口的宽度影响到开放组根面平整的效果（*P*=0.0015）。无论宽型还是窄型，金刚砂车针处理是最有效的去除牙石的手段。在近中根进行开放根面平整的效果和根分叉入口的宽度有关，窄根分叉型的牙石残余率明显较高（*P*=0.008）。比较闭合组和开放组的外表面和根分叉残留牙石均值结果显示，外表面要低于根分叉内表面，但仅闭合组有统计学显著差异（*P*=0.013）。

结论：在根分叉区开放性根面平整联合使用金刚砂车针处理时，根分叉处较之外表面观察到的残留结石量更少。

关键词：去除牙石，根分叉区，根分叉入口宽度，手术与非手术治疗

根分叉区结构对于去除根面积存物的影响已经在一些论著里广泛讨论过了（Everett et al. 1958；Bower 1979a；Bower 1979b；Waerhaug 1980；Stambaugh et al. 1981；Gher & Vernino 1981；Matia et al. 1986；Svardstrom & Wennstrom 1988；Fleischer et al. 1989；Sherman et al. 1990a）。

根据 Bower（1979b）所述，63%的上磨牙和50%的下磨牙的根分叉入口宽度小于0.75mm，81%的根分叉入口小于1mm。考虑到根面刮治器械的平均宽度为0.75mm，这就意味着相当数量的磨牙根分叉难以进入以进行彻底刮治。此外，由于根分叉内根面的凸起或者凹陷，导致即使器械可以进入根分叉，仍难以完成操作（Everett et al. 1958；Bower 1979a；Svardstrom & Wennstrom 1988）。牙列中多根牙的远中位点和上磨牙近远中根分叉入口的角度也使刮治更加复杂。

现在普遍认为，根分叉区域对治疗的反应有别于外部根面。龈下刮治和根面平整、翻瓣手术和植骨手术已经被证明不能完全阻止根分叉病变的进展（Hirscfeld & Wasserman 1978；Ross & Thompson 1978；McFall 1982；Nordland et al. 1987；Payot et al.1987；Kalkwarf et al. 1988），这也就催生出一些更为激进技术的发展，如牙根切除以治疗根分叉病损。而治疗的效果较差是否与器械难以在根分叉区操作有关尚有待证明。

一系列研究表明了去除根分叉区牙石的难度，即使进行开放性手术也是如此（Matia et al. 1986；Wylam et al.1986；Fleischer et al. 1989）。然而对于根分叉和外表面之间的比较仍没有报道。Matia等（1986）发现，根分叉入口的宽度影响翻瓣后刮治和根面平整的效果，而在狭窄根分叉区域，应用超声会有更好的效果。已经有人提出在狭窄根分叉区使用金刚砂车针扩大入口以解决对根分叉内面凹凸部分处理的问题。

本研究的目的是为了评估根分叉入口宽度对于根分叉区域牙石去除效果的影响，并比较外表面和根分叉内表面的牙石去除效果。

材料与方法

从23例38~67岁中晚期成人牙

周炎患者口内计划拔除30颗下颌第一和第二磨牙进行本研究。具体材料和方法已经在他处发表（Parashis et al. 1993）。简而言之，选择磨牙的标准是：（1）根分叉病变Ⅱ度或者Ⅲ度（Lindhe & Nyman 1975）；（2）根分叉区水平和垂直探诊深度≥5mm；（3）按PDI标准，牙石指数≥2（Ramfjord 1967）；（4）没有进行前期牙周治疗；（5）没有超过釉牙骨质界的修复体。

在记录牙周袋深、牙石指数和根分叉分度及标记游离龈缘水平后，30颗牙齿随机分配入3个组。基于表面类型、牙石指数、牙周袋深和根分叉病变等级的分布和分组都曾有过报道（Parashis et al. 1993）。

第1组（闭合）的10颗磨牙，进行闭合性龈下刮治和根面平整。第2组（开放）的10颗磨牙进行开放性根面刮治和根面平整。第3组（金刚砂）的牙齿表面与开放组一样进行根面平整并对根分叉区使用金刚砂车针修整。

拔除后，测量患牙颊舌侧从根分叉顶向根方2mm处的宽度作为根分叉入口宽度，并据此将根分叉分为宽型（宽度>2.4mm）和窄型（宽度<2.4mm）。拔除的牙齿用10%福尔马林固定，之后用1%的亚甲蓝溶液染色2min，使结缔组织附着显色。

在立体显微镜下观察磨牙，计算外表面残余牙石的百分比。按照Weine（1982）的方法将磨牙进行颊舌向垂直切开计算根分叉内表面的残余牙石率。

各组外表面和根分叉内表面的牙石残留的百分比与根分叉入口宽窄，以及牙周袋深之间的比较，用Mann-Whitney和Kruskal-Wallis方法进行组间或组内检验，用Wilcoxon检验进行相同牙齿的成对比较。

结果

共120个外表面和60个根分叉内表面进行分析，有30个面（每组10个）是来自磨牙宽分叉型组（>2.4mm），30个面来自磨牙窄分叉型组（<2.4mm）。表1所示为根分叉宽型和窄型3组牙石残余率的平均值。

闭合刮治和根面平整以及使用金刚砂车针平整，根分叉宽型和窄型在去除牙石方面没有差异。但开放组的根分叉宽型和窄型之间差异具有统计学意义（P=0.0015）。宽型（P=0.006）和窄型（P=0.004）的3组之间的差异具有统计学意义。

同时对根分叉近中根和远中根的牙石去除效果进行测试。表2所示为宽型和窄型的3种治疗方法的牙石残余率。除了进行开放治疗的窄型近中根（P=0.008）处发现有多量牙石外，其他各组间无明显差异。

表3所示为根分叉和外表面3组间比较。在统计中，对每颗牙的4个外表面与两个根分叉的残留牙石均值进行比较。闭合性和开放性治疗在牙石残留率均值上，外表面均要小于根分叉区。另一方面，对根分叉区进行开放根面刮治联合金刚砂车针处理，明显能看到根分叉区的牙石残留减少。仅发现闭合根面刮治组的根分叉区的牙石残留均值明显大于外表面（P=0.013，秩和检验）。

表4所示为3组不同治疗方法外表面和根分叉区的平均值与探诊深度的关系。统计数据显示，对于开放根面刮治组5~6mm袋深（P=0.024）和金刚砂车针打磨组袋深大于7mm（P=0.063）时存在统计学差异。

讨论

根分叉区的根面形态在去除根面牙石中起到重要作用。根分叉入口宽度和内部根面形态限制了刮治器进入根分叉进行根面清创。根据Bower（1979b）所述下颌磨牙分叉下2mm处的近远中根之间平均间距为2.4mm。因此，本研究将根分叉归类为宽型和窄型的依据就是2.4mm这个距离。

这项研究表明，在根分叉手术暴露之后，刮治器械会在狭窄根分叉特别是其近中根残留更多的牙石。而车针打磨能有效改善，尤其是狭窄根分叉处牙石的去除。然而，根分叉远中面的牙石残余要少于近中面。这些发现支持了Matia等（1986）的关于进行开放性根面平整，在狭窄的根分叉处牙石去除能力较低的结果。

看来翻瓣术后根分叉解剖形态对牙石去除状况的影响要大于病变的深度。金刚砂车针克服了狭窄根分叉入口宽度的问题，可以深入根分叉内的发育沟窝内。解剖特点也可以解释为何近中根牙石残留量较多。因为根面的凹陷，颊舌向宽度以及分叉嵴的数目都会使得近中根相比远中根牙石残留量增加（Bower 1979b；Dunlap & Gher 1985；Svardstrom & Wennstrom 1988）。

相比于外表面，根分叉面的适度器械操作更难，解剖形态的难以操作，对于闭合性治疗尤为明显，这与Waerhaug（1980）在观察了46颗离体磨牙龈下菌斑情况后的发现是一致

表1　窄根分叉和宽根分叉表面残留牙石均值

分组	窄分叉型			宽分叉型			P^*
	N	$\bar{x}$	SD	N	$\bar{x}$	SD	
闭合性治疗	10	16.3	6.3	10	16.2	7.4	0.85
开放性治疗	10	10.5	3.8	10	4.4	3.3	0.0015
金刚砂车针	10	3.2	3.2	10	2.0	2.2	0.44
P^+		0.004			0.006		

*Mann-Whitney检验，+秩和检验

表2 根分叉宽型和窄型近远中根牙石残留的均值（±SD）

牙根	闭合性治疗			开放性治疗			金刚砂车针		
	窄根分叉	宽根分叉	P	窄根分叉	宽根分叉	P	窄根分叉	宽根分叉	P
近中	17.0 ± 6.3	16.6 ± 9.6	0.68	11.2 ± 2.6	3.6 ± 3.6	0.008	3.4 ± 3.6	2.4 ± 2.2	0.84
远中	15.7 ± 7.0	15.8 ± 5.4	1.00	9.8 ± 4.9	5.2 ± 3.1	0.22	3.0 ± 3.3	1.6 ± 2.3	0.55

表3 外表面和根分叉区残留牙石的均值（±SD）

表面	闭合性治疗	开放性治疗	金刚砂车针*
外表面	9.8 ± 5.2	4.6 ± 3.3	4.9 ± 4.1
根分叉	16.3 ± 5.8	7.4 ± 3.9	2.6 ± 1.5
P	0.013	0.13	0.20

*仅在根分叉内表面用金刚砂车针处理

表4 牙周探诊深度与外表面和根分叉区残留牙石的均值（±SD）

表面	闭合性治疗		开放性治疗		金刚砂车针*	
	5~6mm	≥7mm	5~6mm	≥7mm	5~6mm	≥7mm
外表面	7.0 ± 5.9	13.8 ± 9.3	2.7 ± 3.4	6.5 ± 6.7	2.9 ± 3.7	6.8 ± 7.3
根分叉	11.1 ± 6.6	19.7 ± 4.1	6.6 ± 4.9	8.8 ± 4.3	3.1 ± 3.1	2.3 ± 2.6
P	0.14	0.11	0.024	0.28	0.77	0.063

*仅在根分叉内表面用金刚砂车针处理

的。这些离体牙来自曾接受包括龈下刮治术、部分病例进行过手术并定期维护等系统牙周治疗的患者。在大部分根分叉都观察到了龈下菌斑，而外表面只有37%。磨牙根分叉内面的附着丧失也大于外表面。近期一个报告（Nordland et al. 1987）表明根分叉面通过菌斑控制以及闭合性刮治，相比外表面存在更多的位点附着丧失>1.5mm，特别是在首次探诊深度≥7mm的那些位点。

本研究清晰表明，使用传统方法在根分叉区很难完全去除牙石。根据FujiKawa等（1988）的报道，微量牙石存在的情况下仍可以维持牙龈健康。Sherman等（1990b）认为临床反应（牙龈出血，牙周袋形成和探诊附着水平改变）与清创之后残留的龈下牙石无关，证明了牙周治疗在这些区域是起作用的。减少菌斑和牙石水平于人体可接受的水平是能控制疾病进程的（Kepic et al. 1990）。然而，如果患者抵抗力差或者菌斑牙石没有控制在阈值以下，疾病会很快再次发生，尤其根分叉区的风险更大。

根分叉区的再生是一个值得期待的治疗选择。尽管迄今为止的结果尤其是根分叉Ⅲ类病变的疗效及预后较差难以评判。无法保证提供完全无菌斑和牙石的根面可能是治疗效果不理想的原因。本研究的结果表明使用金刚砂车针有利于去除牙石，特别是对于狭窄根分叉处的牙石。但仍然需要更多关于应用金刚砂车针后去除牙骨质和可能发生的牙本质过敏，以及通过外科手术和金刚砂车针相结合进行根分叉处理后的临床效果与单纯开放性或闭合性治疗相比较的研究。

1999; 26: 485–498

Journal of Clinical Periodontology

根分叉病变诊断

Furcation diagnosis

Müller H-P, Eger T

李成章 审　杨凯 译

摘要

如何可预见性地成功治疗涉及多根牙根分叉的牙周炎是最重要，同时也是目前尚未解决的临床牙周病学的难题之一。尽管诸如保守治疗、切除性手术或者再生手术等治疗手段可以被采纳，但要求对病变有正确的诊断。本篇文章旨在回顾影响根分叉病变的正确诊断以及牙齿形态的相关信息，以决定采取不同的治疗方法，同时强调根分叉病变需要详细的临床、影像学和术中诊断，这将优于通常根分叉病变分度的诊断。

关键词：根分叉病变，牙周炎，牙齿形态，病变形态，再生治疗方法

在1884年，Farrar报道了所谓通过截断牙根来彻底且大胆地治疗牙槽脓肿，以获得一个更自然治愈机会的方法。他十分肯定地说道："如果整颗牙齿从病灶里拔除，这种治疗可称得上相当彻底"，但是进而又说，"……这种治疗不仅不明智、没必要，而且绝对是错误且不科学的"。因此，在这些旧时代，现代牙周病和牙髓病学远未发展之时，笔者认为，从科学性上说，这种"大胆地"根分叉治疗（截根术）要比拔牙更合适。即使到了20世纪末，涉及多根牙根分叉病变的治疗依然是一个尚未彻底解决的挑战和难题。在几个接受牙周炎治疗的患者长期纵向研究中，已经明确证明根分叉病变的磨牙有较高的拔除风险，即使该处接受过牙周治疗（Hirschfeld & Wasserman 1978；McFall 1982；Goldman et al.1986；Wang et al. 1994）。进而，在如今一个比任何时代都强调科学背景的时代，一种更加"大胆"的治疗方法被提出了，那就是再生治疗（Carnevale et al. 1995）。

决定采取何种特定的治疗方案应对牙周炎累及的根分叉病变，取决于全身和局部几个因素。首先，患者的年龄，他或她的一般情况，牙周病的种类或者程度都需要考虑。接下来，每颗牙齿在口内总体的价值及各自可能的作用在治疗方案中需要综合地考虑。牙齿类型和根分叉病变程度可能会被大多数治疗师视为最重要的影响因素，用来决定一个或另一个治疗模式（Müller et al. 1995）。然而，需要更进一步仔细考虑：受累牙齿及其牙根的形态、不同牙根之间解剖学和方向位置关系，骨损伤的形态，包绕每个牙根的剩余牙周组织附着情况及其预期的松动度。最后，术者的经验和技能必须考虑进来。仔细的诊断是正确治疗的先决条件。新颖的治疗方法尚需要医生获取必要的数据，同时准确地解释各自的观察结果。目前观念认为根分叉处牙周炎的治疗是复杂的（Carnevale et al. 1995；Müller & Eger 1998）。不仅需要医生的临床技术，也需要患者的理解、信心和依从性。只要术者能给予患者哪怕一点成功的机会，那么再贵的措施可能也是合理的。不过，重要的是，在临床实践中需要对根分叉病变患者各方面情况有一个全面且详细的诊断。

本篇文章旨在回顾包括牙齿形态在内的影响根分叉病变的正确诊断的现有信息，从而决定采取不同的方案治疗涉及多根牙的牙周炎；同时强调为了采取合适的方案治疗该病变，需要针对根分叉病变详细的临床、影像学和术中的诊断。同时，我们也需要记住其他根分叉病变的致病机制，例如咬合创伤、牙髓的病变或医源性事故，也可能导致分叉区域内的炎性病变，但是本文仅涉及多根牙的牙周炎诊断。

多根牙牙根复杂的形态

基本特征

毫无疑问，牙周破坏性病变进入多根牙根分叉区后，牙根复杂的形态以及一些不可预见和显微结构很大程度上促进了病变的进展（Schroeder & Scherle 1987）。尽管一般来说，牙周炎也可能影响乳牙列，但是本文仅涉及其与恒牙多根牙形态的关系。

牙齿形态特别是牙根复合体已经由几位专家详细地描述了（Taylor 1978；Carlsen 1987；Schumacher et al.1990；Schumacher 1997）。因为Carlsen非常严谨且系统性地描述了人类牙齿的宏观形态，所以以下概述主要是基于Carlsen（1987）的工作，同时辅以最近的发现。牙根复合体是从牙齿的根尖到釉牙骨质界的部分，其通常被牙骨质所覆盖。每个根的基本组成单位即所谓的根椎体，这就是常见的牙根形态组成之一（Carlsen 1987）。在多根牙的牙根复合体中，

很大程度上存在2个或2个以上的根椎体，且有可能彼此分离。上颌磨牙的牙根复合体通常由3个根组成：近中颊根，远中颊根和腭根。下颌磨牙的牙根复合体一般由2个根组成：近中根和远中根。在一定程度上，牙根复合体可能完全或不完全分离。各自分离的结构分别称为根面沟和分叉突起。位于牙根复合体中彼此分离的根椎体或者根之间的部位就是所谓的根分叉。它主要由分叉突起的水平部分组成。位于分叉突起的垂直部位和其水平部位的过渡区域称为根分叉入口。

从根尖到根分叉最大伸展长度与牙根复合体的总长度相比称之为根分离度（separation degree）。从牙根复合体的釉牙骨质界到根分叉入口处的这段延伸部位称为根柱。其长度可能仅能用毫米测量或者也能几乎达到其牙根复合体最大伸展长度。尽管在多根牙中牙根复合体由较少的结构构成，但是却发现了非常高的变异，从上颌前磨牙，到下颌磨牙，再到上颌第一、第二、第三磨牙的变异数量依次增多（Carlsen 1987）。但是，这些变异应该是被当作绝对正常的。虽然采用有限数量的结构来描述那令人困扰的牙根复合体的形态具有明显的意义，但是还有其他一些专家试图从其他方向着手研究，报道了（所谓异常的）根融合的频数分析（Ross & Evanchik 1981；Hou & Tsai 1994），根融合具有可能增加牙周破坏性疾病发展的风险（Hou et al. 1997b）。

牙根经常在根尖方向存在偏离。两个根椎体或者根之间的角度称之为偏离度（degree of divergence）。如果角度是负数，可以更好地说明牙根的聚拢。尽管在冠方分离，但是两个或者更多的根椎体或者牙根可能在根聚合物牙根复合体的尖端融合。

上颌磨牙

上颌第一磨牙在绝大多数情况下3个根明显分离［3根型（3-rooted variant）］。因此，3个根分叉突起可以彼此区分，分别位于颊侧、近中（位于牙弓近中偏腭侧）和远中。另外，大约10%的上颌第一磨牙，其近中根来自于一个未完全分离的远中根和腭根，或者远中根来自于一个未完全分离的近中根和腭根［2根型（2-rooted variants）］，（Carlsen 1987）。1根型（1-rooted variant）非常少见。

上颌第一磨牙的颊根至少由两个根椎体组成，其分别为颊根椎体和腭根椎体，且一般不分离。因此，两个颊根都存在近中和远中根面沟。另外，如果第三个根面沟位于近中颊根的颊面，则可能在近颊根上发现近中根椎体。由近远中根锥体组成的腭根常有一与之相对应的腭根面沟。关于未分离根的5条根面沟并不总是能观察到。不过在1根型（1-rooted variant）中，有同时发现过颊面沟、近中根面沟和远中根面沟（Carlsen 1987）。

颊侧根分叉入口要比近中、远中狭窄（Bower 1979a；Svärdström & Wennström 1988；Hou et al. 1994；Roussa 1998）。一般来说，根柱的平均高度远远超过3mm（Carlsen 1987）。近中根柱的平均高度在3.5~3.6mm，颊根柱在3.5~4.2mm，远中根根柱在4.1~4.8mm（Gher & Dunlap 1985；Roussa 1998）。颊根、近中根和腭根在根长2/3~3/4的部位分离。远中根分叉入口处相比其他部位的入口更靠近根方，其根柱长度为根全长的1/2~2/3（Carlsen 1987）。经常在一个颊根和腭根之间所形成的牙根偏离度（degree of divergence）较大，而两个颊根之间的度数较小，甚至达0°（Carlsen 1987）。2根型（2-rooted variants）存在更小的偏离度。相对于牙冠长轴方向，在颈2/3处近中颊根偏向于近中和颊侧，远中颊根偏向于远中而腭根偏向于腭侧。在根尖1/3处，近中根偏向于远中，远中根偏向于近中，腭根偏向于颊侧（Carlsen 1987）。

可以用生理学上的零度水平面来描述3个分叉入口（Svärdström & Wennström 1988），近中颊根主要是在一个垂直位置而远中颊根和腭根存在多种变化（Svärdström & Wennström 1988）。尤其是近中颊根在近中颊方向上存在比较明显的凹陷，凹陷在颊侧比近中更明显（Bower 1979b；Svärdström & Wenntröm1988；Roussa 1998）。因此，在根分叉处的根内凹陷实际上是局限于近中颊根，平均深度为0.35mm（Roussa 1998）。

根分叉入口外侧的根面凹陷要比内侧更加明显。从根分叉延伸至釉牙骨质界处的根面凹陷，在牙根冠方到根分叉处凹陷平均深度在牙齿的远中方向约0.5mm，颊侧约0.7mm；然而在根分叉穹隆处，凹陷的平均深度在牙齿的远中方向约1.2mm，颊侧约2.7mm（Roussa 1998）。根面在颊侧和远中根分叉入口处要比在近中根分叉入口处陡峭。因此，在颊侧或者远中根分叉入口处存在更加明显的特征性过渡区，即从显著垂直到大体水平的根面轮廓（Svärdström & Wennström 1988）。

许多上颌第一磨牙的形态特征也发现在第二和第三磨牙。然而，几个结构的变化就更大了。通常，第二磨牙有3根，但2根型和单根型的变异比第一磨牙更加频繁；最后，这些变异的频率在第三磨牙就更大了（Carlsen 1987）。所有上颌磨牙中由3个根椎体组成的根只有上颌第一磨牙的近中颊根，其他根都是由2个根椎体组成的。有时，近中颊根存在分叉。上颌磨牙的偏离度和分离度（separation degree and degree of divergence）从第一磨牙到第二、第三磨牙依次递减（Carlsen 1987）。同时，根融合很少发现在第一磨牙，但在第二和第三磨牙上发现频率较多

（Hou & Tsai 1994）。在第一和第二磨牙中，短根柱通常在颊侧被报道出来，然而长根柱更常见于近中和远中根（Hou & Tsai 1997a），同时种族差异可能是存在的（Gher & Dunlap 1985；Roussa 1998）。釉质部分可能从釉牙骨质界延伸到根分叉。在上颌，这种情况最常见于第一磨牙颊侧根分叉（Moskow & Canut 1990a）。Masters和Hoskins（1964）提出了一种分类方法。根据釉质和牙骨质结合部位的伸展情况，小范围的伸展可以只覆盖根柱，中等程度的伸展能达到根分叉入口处，如果进一步延伸则能达到根分叉区域。但是一般来说，用釉质的分布进行分类不大可能（Roussa 1998）。更进一步地说，在根面上可以形成更加复杂的釉质结构，比如釉珠、釉岛和釉小舌，这些来源于部分赫特维希上皮根鞘（Hertwig's epithelial root sheet）的活跃表达（Moskow & Canut 1990b）。在分叉区内，根面要么有规律地覆盖上多层细胞性牙骨质，要么可以在分叉区域的根面上发现延伸至根尖端的T形牙骨质凸起（T-shaped bulge of cementum）（Gher & Dunlap 1985；Schroeder & Scherle 1987；Svärdström & Wennström 1988）。

下颌磨牙

下颌第一磨牙的牙根复合体，由两个明显分离的牙根组成，即近中根和远中根。因此，存在两个根间凸起，分别在颊侧和舌侧。根通常由2个根锥组成，分别为颊根椎体和舌根椎体，牙根可能在根尖端分离。在罕见的情况下，下颌第一磨牙的近中根由3个根椎体组成，即颊、近中尖（mediomesial）和舌根椎体。因此，可以发现2个或3个相对明显的根面沟（Carlsen 1987）。在同一横截面上，牙根形态像一个沙漏。尤其是近中根，因为其在靠近分叉区的根面上及近中根面上存在明显的凹陷（Bower 1979b；Svärdström & Wennström 1988）。在分叉区处，近中根平均的凹陷深度为0.5mm，而相比之下，远中根根面凹陷深度为0.3mm（Roussa 1998）。因此，近中根的表面积远远大于远中根（Anderson et al. 1983；Dunlap & Gher 1985）。

采用生理学零度水平面来描述2个根分叉入口水平，以及与釉牙骨质界冠方与邻牙的邻接点。舌侧根分叉入口比颊侧更靠近根尖方向（Svärdström & Wennström 1988），但是两者入口宽度相类似（Svärdström & Wennström 1988；Hou et al. 1994；Roussa 1998）。在根分叉区域外，牙根表面的凹陷向上到釉牙骨质界，平均深度为1mm（Roussa 1998）。在根分叉穹隆处，颊侧和舌侧根分叉凹陷深度平均为3.3mm和3.7mm（Roussa 1998）。然而Dunlap和Gher（1985）计算的根柱平均高度为4mm，Roussa（1998）观察到的根柱平均长度明显更短，颊根根柱为2.8mm，舌根根柱为3.5mm，这种情况下可以导致牙周炎在相对比较早的阶段就能入侵根分叉区域（Larato 1975）。分叉程度在2/3~4/5的范围内，同时牙根有较高的偏离度。参照牙冠长轴，近中根在颈2/3处偏向于近中侧，然而在根尖1/3处偏向于远中侧。参照邻牙，近中根和远中根都偏向舌侧（Carlsen 1987）。

下颌第一磨牙的许多特征也发现在第二和第三磨牙。虽然第二和第三磨牙的牙根复合体由2根组成，即近中根和远中根，但是从下颌第一磨牙到第二、第三磨牙，其牙根分离的频率依次递减。相比之下，根柱的相对和绝对高度从第一磨牙到第三磨牙依次递增（Carlsen 1987，Hou & Tsai 1997a）。第二和第三磨牙的牙根是由2个根椎体组成，其根椎体彼此很少分开。这些根的分离度最大为1/2。不完全分离的根面结构（根面沟）的出现频率从第一磨牙到第二、第三磨牙依次递减。根尖端弯曲及根融合在第三磨牙经常被发现。

相比于上颌磨牙，在下颌磨牙中釉质突入到根分叉区域更加频繁（Hou & Tsai 1997b；Roussa 1998）。值得注意的是这种现象在亚洲人种中（Kawasaki et al. 1976；Hou & Tsai 1987，1997b）比高加索人种中更加流行（Pedersen & Thyssen 1942；Masters & Hoskins 1964；Grewe et al. 1965；Leib et al. 1967；Tsatsas et al. 1973；Risnes 1974）。最近，Roussa（1998）报道了釉质突起在下颌第一磨牙的发生率为20%，而下颌第二磨牙发生率为60%。根分叉的最顶端即它的穹隆，要么由多层混合细胞性牙骨质形成的简单凸起覆盖，其在根分叉区域的根面上可以延伸至根尖（Schroeder & Scherle 1987），或者形成一条明显的牙骨质脊（Everett et al. 1958；Hou & Tsai 1997b）。尝试对凸起（Masters & Hoskins 1964；Grewe et al. 1965；Leib et al. 1967；Hou & Tsai 1987，1997b）、牙骨质脊（Hou & Tsai 1997b）与根分叉病变的相关性进行研究。得出了在特定人群中，釉质凸起确实可能增加牙周破坏性疾病的风险的结论。例如，Hou和Tsai（1987）的数据显示了中等程度的釉质凸起（Masters & Hoskins 1964，分类中的第二级）将导致根分叉疾病的风险增加2倍。但是，在上颌磨牙中，釉珠很少被发现（Moskow & Canut 1990b）。

前磨牙和其他可能的多根牙

上颌前磨牙的牙根复合体大体上由2个根椎体组成（颊根椎体、腭根椎体），很少由3个根椎体组成（近颊、远颊和腭根椎体）。在3个根椎体的情况下，3根型的变异有被发现过（Carlsen 1987）。根椎体可以彼此不分离，也可以看到颊根椎体间不分离而与腭根椎体分离（2根型），也可以看见所有的根椎体都分离形成的3根型。相应的，各种类型的分离结构都被发现了。同时，在上颌第二前磨牙常存在1个或2个根面沟，第一前磨牙经常会发现一个根间凸起。存在3个或4个分离结构的变异型经常被发现。尤其，在第一前磨牙的近中根表面在大多数情况下可以发现起于釉牙骨质界的凹陷（Booker & Loughlin 1985）。如果牙根复合体由2个牙根组成，那么颊根的腭侧面（靠近根分叉的根面）是凹陷的，且超过60%的凹陷的平均深度为0.5mm，但是腭根一般是凸的（Joseph et al.1996）。这些牙齿的分离度约为1/2。釉牙骨质界到根分叉入口处的距离大约为8mm（Booker & Loughlin 1985）。一条位于有点偏中心的（近中）牙骨质脊在大多数情况下可以在上颌第一前磨牙的根分叉区域里发现。但是釉珠不是经常能观察到（Schroeder & Scherle 1987）。

牙列里的其他牙齿一般情况下是单根牙。但是，例如根面沟这种不完全分离的结构可以经常被观察到。偶尔情况下，可以观察到下颌第一前磨牙、第二前磨牙和尖牙的多根变异型，其发生概率分别为10%、5%、5%~6%（Carlsen 1987）。一些比较特别的分离结构是在上颌中切牙和侧切牙的腭侧沟（Hou & Tsai 1993）。这些沟可能出现在腭侧牙冠表面的近中颈部区域，同时可以向上延伸至根尖。

总之，对多根牙牙根复合体各种主要结构彼此结合所导致的复杂程度的认真思考，必然引发出对邻近牙周组织病变更加详细的诊断，这可能不仅仅局限在存在明显分离情况的牙根或者根椎体上。显然，对所有可能的分离结构，即根面沟、根间凸起等的适当评估是必需的。无论如何，也需要记录不完全的分离结构、偏离度、分离度和周围骨内缺损情况。以下的章节将对诊断根分叉病变的各种传统和最新的方法进行详细的回顾。

临床诊断

主要症状

组织红肿、体温升高、疼痛和失去功能等，这些炎症的基本症状也可在牙周炎中有不同表现。牙根复合体独特的形态无疑有利于牙周炎病变在分叉区域的发展。再进一步发展，多根牙牙根之间彼此紧邻的形态可能促进牙周脓肿的发展。在这种情况下，患牙可能出现伸长感和松动，将导致功能受损。其他一些炎症的基本症状在牙龈上表现为牙龈炎的形成和任何类型的牙周破坏性疾病。同时，结缔组织中血管增生、血管扩张和渗透性增强直接导致了牙龈组织红肿和牙周袋内温度升高。尽管存在评估牙龈组织炎症程度的有价值的参数（Armitage 1996），但是这些症状以及轻探诊增加出血倾向，和偶然的袋内溢脓都不是诊断牙周炎伴根分叉病变特异的指征。

附着丧失

根分叉病变的一个更具特异的特征是进行性水平附着丧失，这意味着牙周袋存在横向扩展。普遍接受的是（但不是很清楚，也没有实践证明），微生物在牙周袋内是朝向根尖方向发展的。根据定义，附着丧失是从釉牙骨质界开始测量，其作为最初纤维附着的水平。这种独特的水平型或者环状包绕的牙周袋首次在羊的单根牙上被报道出来，被称作破裂口牙周炎（broken mouth periodontitis）（Cutress 1976；Spence et al. 1980；Page & Schroeder 1982）。在多根牙中，当进展性的炎性病变达到根分叉入口处时，细菌就有可能进入根分叉区域。结果是，牙周袋的水平部分，即水平性附着丧失就可以测量。附着丧失处的标志线是分别应用两个根或根椎在分叉入口处的水平假想切线。如果分叉入口位于龈下，那么各自根面的凹陷能够首先探诊出来。这种测量存在几个问题，需要详细讨论。

测量垂直方向上的附着丧失方法的有效性相对较差且可靠性有限，这是多年来大家众所周知的。附着水平测量的有效性是指能够有效地探测到结合上皮冠方终止处，换句话说，能探到最冠方的附着纤维附件。例如，Fowler等（1982）通过组织切片检查了人牙周组织探诊的组织学部位。当使用直径0.4mm的探针和0.5N的力量探诊慢性炎症组织，发现探针插入的深度平均要超过结合上皮终止部位0.45mm。相比之下，治疗后探诊时探诊停留在标志点冠方平均0.73mm处。Moriarty等（1989）在类似的检查中显示采用探诊进行牙周组织的附着丧失水平评估的最大问题可能是会加重根分叉区域病变的程度 。当忽略牙周袋水平分量时，采用压力控制器设定在0.5N测量颊侧根分叉的垂直距离，探诊时将渗透入炎症结缔组织里平均约2mm，而探针尖端距离牙槽嵴顶端约0.4mm（Moriarty et al. 1989）。一个合理的解释可能是与单根牙平滑的表面相比，需要沿着牙冠轮廓探入根分叉区域里是相当困难的。骨探查术，即在局麻下穿越牙龈探诊牙槽嵴顶，根据报道，能得到一个相对准确的牙槽骨形态（Renvert et al. 1981；Ursell 1989）。Mealey等（1994）试图通过骨探查术提高根分叉测量的准确性。研究者在67名患有中度牙周炎患者中通过确定起始点，穿越牙龈，将根分叉入口的凹陷作为参考点用以测量分叉区水平和垂直程度。首先垂直和水平探诊组织，然后在局麻下分别采用骨探查术测量，然后将这些结果与术中测量结果相比较。由于采用了麻醉后骨探查术测量，其与术中测量垂直及水平结果的一致性显著提高。例如，采用骨探查术，在术中进行评估，88%的病例得出误差在2mm以内的结果。一般来说，采用麻醉前探诊低估分叉区深度情况比高估更加常见。牙齿种类和分叉区的位置似乎并没有起到重要影响。需要批判性地指出，为了测量时便于识别参考位置选取有凹槽的根面作为参考，可能将大大导致测量的误差。如果凹陷位于牙龈下，那么测试者就只能凭借触觉。在探测标志点时的错误将必然导致在采用翻瓣术前后相当大的测量变化。

除了测量的有效性至关重要，显然也必须考虑其可靠性。验证测量方法的可靠性是指它是否能够在短时间内重复该测试，得到合理且令人满意的结果。已经知道的是，在一般情况下，牙周探诊的结果可能取决于：（1）各自组织的炎症状态；（2）探诊力度；（3）探针的形状（Armitage 1996）；（4）操作者的技术（Abbas et al. 1982），是否检查者确实能够做到反复识别和探诊相同的牙周位点。Moriarty等（1988）采用一组压力敏感、直径0.5mm的直探针，设定在0.5N的情况下，让3位检查者对未治疗患者的上下颌磨牙颊舌侧根分叉进行探诊，用于比较检查者个体间探诊测量结果的重复性或可靠性。不幸的是，这种恒定力量的探针在设计上无法应对上颌磨牙近远中根分叉的水平方向探诊，同时由于个别患者解剖学上的一些特点，例如牙龈高度和过浅的前庭沟等原因，导致该类患者大部分磨牙颊舌侧根分叉的水平探诊也是不可能进行的。作者提供了可靠性试验的组内相关系数，用于估计无误差比分的方差大小，其与两个部分方差总和有关，即无误差分数的变异（error-free score variability）+随机误差变异（Fleiss 1986）。水平探诊测量结果仅得出一个中等程度的相关系数，即0.68。然而根据放射影像评估的根分叉高度，大体上对垂直探诊测量的可靠性没有什么影响，但是水平探诊测量结果的重复性在根分叉垂直高度处于 ± 1 ~ 2mm范围内（0.78）的结果要比太浅或者过深（分别为0.57、0.64）的根分叉探诊结果的重复性稍好一些。根据 Fleiss（1986）的试验，以往没有普遍适用的标准来说明可靠性差、中等还是高。常常，将组内相关系数低于0.4作为可靠性差，将组内相关系数高于0.75作为可靠性高。然而，关于诊断测试可靠性是好还是优秀各自的结论却来自于一个错误决定的成果（采用压力控制探针）。显然，压力控制，直探头似乎不适合用于测量根分叉区水平性附着丧失。特别感兴趣的是，除了这种用于测量根分叉病变的特殊探针适用性问题外，检查者之间出现了显著的探诊差异。其中一位检查者的检查结果平均要比其他两位低0.5~1mm。

在最近的一系列论文中，Eickholz和其同事采用了更加详细的方式评估测量根分叉水平性附着丧失程度结果的有效性和可靠性（Eickholz & Staehle 1994；Eickholz 1995；Kim et al. 1996；Steinbrenner et al. 1997；Eickholz & Kim 1998）。这些作者采用间隔3mm、有纳伯斯弯曲（Nabers' curved）和颜色标记刻度的探针，并将其探诊结果与具有刚性和弹性的压力控制探针的结果的相关参数进行比较，包括：（1）个体内（同一个检查者）测量结果的重复性；（2）其有效性，通过与术中测量的病变深度进行比照来体现。一般来说，从每个根的一条虚构的切线处为标准最近0.5mm范围内对水平附着丧失进行评估，同时在基础治疗10~14天时再次重复测量。作为单一测量方法，其测量的可靠性的标准偏差取决于各自根分叉的位置。例如，颊、舌侧根分叉测量误差分别为0.56mm和0.60mm；而近中舌侧、远中舌侧根分叉的测量误差分别为0.76mm和1.10mm（Eickholz & Staehle 1994）。可以预计到，在宽的根分叉入口情况下，或者邻牙缺失时的颊侧以及近中舌侧根分叉测量结果的有效性更好（Eickholz & Staehle 1994）。根分叉测量误差似乎也与病变深度有关，但是又与在没有病变或者病变起始位点更低的重复性相矛盾（Eickholz 1995）。最后，探诊过程中反复出血对根分叉测量结果的可靠性也存在负面影响（Steinbrenner et al. 1997）。

临床上常采用直探针测量附着水平。恰当的探诊意味着其所采用的探测压力不能故意造成健康组织创伤并出血。为了规范测量标准，常采用压力控制探针，同时学者们推荐采用直径0.4mm或者0.5mm，设定在0.25N的探针进行测量（Lang et al. 1991；Karayiannis et al. 1992）。当牙周炎累及到根分叉时，则需要采取一个稍微不同的方法进行测量。由于在大多数病例中根分叉入口都位于龈下，操作者不得不在各自位点寻找一个凹面，然后在根间穿过这个区域。因此，具有灵活性、压力可控的塑料探针将妨碍根分叉情况的正确评估，特别是在穿透性病变的情况下（Kim et al. 1996；Eickholz & Kim 1998）。另一方面，探诊出血势必会对根分叉测量结果的重复性产生消极影响（Steinbrenner et al. 1997），预计将引起更加频繁地寻找性探查，从而才能顺利地进入根分叉区域。由于牙周袋是由垂直方向和水平方向两者构成，传统的直探针可能低估根分叉病变的严重程度（Eickholz & Kim 1998）。假如测量结果是一个正态分布，其平均差为0，差异的标准差s。在大多数情况下，s是个错误的假设，至少在垂直测量方面（Janssen et al. 1987）。研究人员报道出其实采用刚性的非压力控制式牙周探针，单次测量颊、舌、近中舌侧根分叉的标准差（$s/\sqrt{2}$）为0.5~0.7mm，该结果由几位研究人员计算得到，其符合测量误差（Goodson et al. 1982；Haffajee et al. 1983；Aeppli et al. 1985；Goodson 1986；Gibbs et al.

1988）。然后，需要注意的是参考已报道过的样本标准差，有一例试验得出远中舌侧根分叉的测量误差为1.1mm，参照之前的标准误差，这可能存在偶然性（Eickholz & Staehle 1994；Eickholz & Kim 1998）。特别是在更靠后的牙齿其远中面存在各自的分叉位点时，那么临床诊断远中舌侧根分叉似乎就缺乏所需的精确度。另外，在根分叉入口水平的根面凹陷处采用切线作为虚构的标志点的概念并不能令人信服。如果根分叉入口位于龈下，那么根柱的高度就难以准确得知。如此，想要准确测量虚拟的切线是确确实实不可能的，辨识作为起始点的凹槽或者凹面将大大增加触觉的不确定性因素。最后，在一些情况下，根分叉的入口可能比探针的直径还要窄（Bower 1979a），这种情况下势必将导致检查根分叉病变时出现假阴性结果。因此，在这种假性或者可疑结果存在下，对于根分叉区入口位于龈下以及未知根柱高度情况下，贸然测量牙周袋的水平走行，必然存在巨大的质疑。

分类

在临床试验中，研究者们试图通过测量水平性附着丧失程度，从而为了更加准确地评估根分叉区牙周组织破坏情况以及采取不同治疗方案后各种病变的治疗效果，故此推荐一种简单的临床评分方法。原则上，我们大体将根分叉病变分为3类或者3级。一些作者对根分叉病变的分级比较主观。因此Ⅰ级病变按照Glickman（1958）和Carranza & Takei（1990）的描述是初期或者早期病变。此时牙周袋位于骨上，涉及软组织；可能存在轻微的根分叉区域骨质的破坏。在Ⅱ级病变时，在根分叉的一个或多个面存在牙槽骨的破坏，但是部分牙槽骨和牙周韧带仍然保持完整，只能允许探针部分穿透根分叉区，类似一个死胡同病变。牙周袋水平方向上不同位点、不同的深度决定着该处根分叉病变处于早期还是进展阶段。Ⅲ级病变时，根分叉间牙槽骨已经完全缺失，但是颊舌侧根分叉入口处仍然被牙龈组织所覆盖。Ⅳ级病变时，形成穿通的根分叉区，牙龈组织已经退向根尖方向，分叉入口敞开，临床上肉眼可见（Glickman 1958；Carranza & Takei 1990）。

Basaraba（1990）也提出了相类似的描述，他提出Ⅰ级或初期病变是指探针能探入牙槽嵴轮廓表面浅V形凹面的部位，并没骨内病变的形成。Ⅱ级指的是存在明显的根分叉区入侵。Ⅲ级认为是根分叉区有明显的穿通，并与第二个或者第三个分叉区交通。

大部分研究者采用绝对的水平附着丧失作为定义根分叉病变程度的分级。例如，估计初期水平附着丧失达2mm（Ramfjord & Ash 1979）或者3mm（Lindhe & Nyman 1975；Hamp et al. 1975）作为根分叉病变Ⅰ级；当水平性丧失超过2mm或3mm，但是又未超过根分叉区域的总体宽度时，作为根分叉病变Ⅱ级；把穿通性骨破坏作为Ⅲ级。也有人将各种牙齿的直径考虑进来，将Ⅰ级定义为估计水平性附着丧失达到1/3的牙齿直径，当超过1/3牙齿直径时作为Ⅱ级（Hamp & Nyman 1989；Nyman & Lindhe 1997），这个分级相当粗略。从某种意义上来讲，以上所有研究者描述的Ⅰ级或Ⅱ级根分叉病变深度上，要比Glickman的Ⅱ级描述更加具体（Fedi 1985）。这些模棱两可，很大程度上主观地对病变进行定义和分级，势必将更加突显诊断根分叉病变本质上的一些问题。

Zappa等（1993）将基于Ramfjord和Ash（1979）提出的Ⅱ级根分叉病变指出的2mm及其他标准，同时基于Hamp等（1975）提出的3mm及其他标准的分类方法与通过术中测量和显微镜下观察已经应用于人体的橡胶印模材料所得出的磨牙根间牙槽骨破坏的准确深度进行比较。临床测量时使用具有Nabers弯曲的探针，其刻度间隔分别为2mm或者3mm；而术中测量采用的具有塑料探头的直探针，停留在各自牙根的凸面上。紧接着，作者试图通过将术中评估作为参照，用以描述临床评分和度量结果的有效性。雇用了几位检查者用以收集数据，但是评分者操作的重复性却没有检查。有趣的是，当使用间隔为2mm的探针时，有5%的根分叉病变诊断为Ⅰ级，40%诊断为Ⅱ级，43%诊断为Ⅲ级。该结果与术中测量结果（该结果认为是最符合实际情况的）以及将应用于分叉区的印模材料分别分析所得结果进行比较，发现前者确实是过高估计了。这一发现可能与Mealey等（1994）报道的结果相对照，其指出进行2次测量，第一次从牙龈边缘到各自牙齿表面的凹面处，第二次是从第一次的凹面处评估水平性附着丧失程度。正如前面讨论的，一个固定引起测量误差的原因就是根分叉入口处相关牙龈的冠方位置，其可能妨碍不同直径探诊的定位。采用间隔3mm的探针时，Zappa等（1993）报道了根据测量结果7%为Ⅰ级，24%为Ⅱ级，没有Ⅲ级，该结果与术中评估相比，依然是高估了。此外，术中也发现采用间隔为2mm或者3mm的探针临床漏检穿通性病变的情况分别为43%和27%，同时术中证明Ⅱ级有4%，Ⅲ级有21%。这些错误的诊断可能导致磨牙的过早拔除或者至少将遭受没有必要的手术干预。根据上述作者的意见，这些结果暗示即使考虑了根分叉病变的临床分级，但是对于诊断价值还是有限。

除了上述对根分叉病变诊断有效性相当复杂描述以外，Zappa等（1993）提出了需要进行Kappa分析临床和手术评估间的一致性。例如，采用刻度间隔为2mm的探针，其临床测量结果与术中根分叉评估相比较，其计算出来的κ值为0.255。κ值常被用来衡量前后事件可能准确一致性发生的概率，换句话说，绝非偶然情况下所能达到的一致程度。κ值的解释可能和组内相关系数的概念相类似（Fleiss 1981）。因此，κ值0.255表示测量结果的一致性太差。然后如果其中一种评级方法被视为标准，那么参照术中评估的确实结果，κ值尚不是评估一致性最恰当的手段（Fleiss 1981）*。

最近Eickholz和Kim（1998）根据 Hamp等（1975）的理论采用平方差和加权κ检验对根分叉病变评估可靠性进行统计。例如，当所分析的数据按照有序分类的顺序测量，依照根分叉病变严重程度依次提高的顺序排列，那么可以采用加权κ检验对数据的一致性进行分析（Fleiss 1981）。加权κ检验里包含偏好给分用以解释接近一致性的情况，给分的高低由误差的大小和所采用的加权系统决定。Eickholz和Kim（1998）比较了采用具有Nabers弯曲和颜色标记探诊的探诊结果和具有弹性的压力控制式探针以及刚性直探针的结果进行比较。其加权κ检验结果依次为0.589~0.891，0.498~0.797，0.525~0.717。总体来说，在所有探诊测试中，远中舌侧根分叉检查结果的可靠性积分最低。在水平性附着水平测量方面，Nabers弯探针探查结果最好，其余两种探针与Nabers弯探针相比，存在低估病变大小的可能。作者们也提出了一些证据用于说明Nabers弯探针的探诊结果同其他两种相比，其术前与术中对根分叉病变的评估没有明显差异。然而加权κ检验作为验证一致性的手段，因为其一些方面的缺陷也遭到了批判**。如今对于可靠性的理解，应该是彼此之间的联系不错（Graham & Jackson 1993），而且对可靠性的处理应该相当谨慎。

在这种情况下，对于处理根分叉病变诊断的有效性和可靠性的研究，以及研究者对各自的理解和观念上的差异，使其获得的结果各有不同。Mealey等（1994）比较了术中测量结果，提出临床上采用局麻进行骨探查术检查，大体上能校正临床探诊根分叉区域对低估病变的错误认识。Zappa等（1993）指出临床探诊可能低估或者高估病变，从而指出其对诊断根分叉病变的价值有限。然而Eickholz和Kim（1998）基于其对方差，加权κ值的计算，提出带有颜色标记的Nabers弯探针其测量结果可以适用于临床和科学研究。另一方面，压力控制探针不能用于根分叉病变的评估也得到了共识（Moriarty et al. 1988；Kim et al. 1996；Eickholz & Kim 1998）。

位置评估

为了能够准确地诊断根分叉病变，熟悉各种根分叉入口位置是相当必要的。本文先前已经详细列出了不同的分离结构，即根面沟、根间凸起等可能引起牙周病的发展，因此需要仔细考虑。在未治疗患者中，这些结构通常位于龈下，难以肉眼直接观察。以往在探寻根分叉入口之前，需要对每颗牙的4个位点进行探诊，分别为：近中颊侧，颊侧中央，远中颊侧，舌侧中央（Nyman & Lindhe 1997）。如果只探诊4个位点，那么存在于上颌第一、第二磨牙或者上颌前磨牙的近中腭侧根分叉就有可能被忽略。Kühner和Raetzke（1991）指出每颗牙槽如果探诊6个位点，特别是在上颌磨牙，其所能得到的信息要比测量4个位点所获得关于病变的信息更多。因此，推荐每颗牙齿至少测量6次或者至少评估颊侧中央和舌侧3

* 对此处讨论作如下解释：在临床常规治疗中，由牙周专科医生做出诊断，并随后拟定必要的治疗方案。因此，作为临床医生，其对疾病的评估的重复性，即在评价者内部一致性方面，存在着个人的偏好。但是，需要指出一个科学性的疑问，是否不同的评估者能得出不同的结论。不同类型的κ检验应该被应用于不同情况的可靠性评估中来。尽管最初只是为了评价评估者之间的一致性，但是现在κ检验的应用范围被扩大了，远不只是解决前者情况，同时也允许用以计算有序分类数据和名义分类数据的相似性或者一致性等计算。在Zappa等（1993）的研究中，数位评估者依据根分叉病变的分级对患者磨牙区根分叉各位点进行诊断，在研究中试验者注意到了那评估者间的可靠性问题，其通过多重评估的κ检验对其进行了估计。同时，Fleiss（1981）给出不同类型κ检验的众多的案例应用予以指导。

** 尽管传统的κ检验无视了一致性中的所有分歧，但是加权κ检验在不加权κ检验的基础上，采用微分单元加权，其能反映不一致大小程度上的差异。因此，加权κ检验可能更适合于有自然顺序关系的分类数据，例如根分叉病变的严重程度分级。在几种可能的加权系统中，其中Fleiss（1981）提出的两种，分别为平方误差加权法和绝对误差加权法。在两种加权方案中，在对角线顶点端的基本单元，代表完全一致，被赋值为1；另一端代表绝对不一致，赋值为0。然而，对于其他所有单元来说，平方误差和绝对误差的权重是不一样的。因此，根据采用的加权系统不一样，加权κ检验所得到的结果可能有显著的差异，也可能得到相同的解释。Fleiss和Cohen（1973）表明了，在平方误差公式中，组内相关系数可能近似的等于加权κ值，但是研究者并没有锁定出某一个特定的加权公式。Graham和Jackson（1993）提出了一个案例，尽管没有一点一致性，但是却分别得出了相当高的平方误差和中度程度的绝对误差的加权κ值。关于采用加权κ检验作为可靠性的证据，需要进一步关注以下几点：（1）整合单一数字成表格时所遗漏的信息；（2）所得区间范围大小的敏感度；（3）在比较不同表所得出κ值时的问题。Graham和Jackson（1993）提出加权κ检验并用于解释一致性，更适合作为计算相关性的方法。但是在一致性研究中，目前主要集中在合作者之间偏好一致性的研究，其在一致性图表中呈现出非对角线关联，引起了研究者的兴趣。当重复性试验得出一个高水平的一致性时，所呈现出来的非对角线相关关系可能进一步说明诊断仪器具有高精准性。目前还不清楚，诸如加权κ值这样单个因子是如何准确反映一致性和非对角关联的差异。因此，正如Agresti（1988）和其他人强调的一样，详细地列出有序一致性数据模型所有的可能性，也可以获得明显不是由加权κ检验所能提供的额外信息。

个位点（近中舌侧，舌侧中央和远中舌侧）。诊断下颌磨牙颊舌侧根分叉病变被认为是个小问题，而上颌磨牙近中和远中根分叉入口需要从腭侧探入。为了能诊断上颌前磨牙的根分叉病变区域，有必要从颊侧和腭侧方向分别探诊近中和远中面。

影像学诊断

仔细的影像学诊断通常能提供根分叉间牙周炎的早期证据。尽管Carranza和Takei（1990）曾指出由于早期病变时牙槽骨吸收很少，可能在绝大多数情况下难以从影像学上检查出来。但是，这些是由于各种组织的组成不同，X线通过各自感兴区后使影片上的卤化银暴露在不同强度的射线下所形成的。牙齿和牙槽骨的结构要比牙周软组织吸收更多的射线能量。X线可能是唯一可靠的诊断方法用于进行牙槽嵴顶高度与牙齿长度的比较。此外，还可以获取其他有限但是重要的关于牙根复合体解剖外形以及空间位置的信息，即牙根的数目和形式，分离度，牙根的偏离度等，以及邻近的解剖结构和邻牙。

实际上，联合一条长锥形X线拍摄的根尖片或者垂直殆翼片和曲面断层已经普遍用于牙周状况的诊断。任何传统的放射检查的缺陷都是牙槽骨、牙齿和周围组织的三维结构需要用二维图像来代替。最主要的原因是，最初的根分叉病变，特别是位于上颌磨牙（以及相对应的根尖周病变），在曲面断层上能够更好地揭露出来（Rohlin et al. 1989），通常牙槽骨图像的中心平面包括根分叉区域，其他不感兴趣的区域则被模糊化。相比之下，采用肉眼或者不采用任何特殊设备观察，那么在根尖片或者垂直殆翼片上所呈现的颊舌侧骨板呈现的最终图像中可能会忽略掉一些最初的病变特征（Gürgan et al. 1994）。因此，采用术中检查的方法评估进展中的根分叉病变的实际严重程度可能被根尖片或者垂直殆翼片所低估，但是初期病变却有可能被曲面断层所高估（Topoll et al. 1988）。

一些不充分的证据或暗示指出发生在上颌第一、第二磨牙的比较迅速进展的根分叉病变可能通过一种位于牙齿的近中或者远中根之间的小三角形的放射图像所反映出来，这种图像可以被称作“分叉箭头（furcation arrow）”。Hardekopf等（1987）对脱水干燥处理过的人类头骨的上颌第一和第二磨牙无论是否存在根分叉病变均进行放射拍照，发现拍摄的96例根分叉病变诊断中有40例具有分叉区域箭头状影像，其按照Hamp等（1975）的标准可以诊断为Ⅱ级或者Ⅲ级（敏感度为42%）。另一方面，对186例没有或仅有初期病变的根分叉进行拍摄寻找分叉箭头影像，其中159例诊断为阴性（特异度为85%）***。很明显，进行放射拍照寻找分叉区箭头状影像可以引起牙周科医生在临床上对根分叉病变严重程度仔细深入的评估的兴趣，在必要情况下，也可以采用术中检查。

通过借助高分辨率计算机断层扫描，使牙槽骨缺损以及牙齿结构，特别是在根分叉区处的结果，得到更加详细三维解析成为可能（Fuhrmann et al. 1997）。不同于传统的断层，其将不在感兴区内的所有结构都从图像中移走，使得各自的图片更加清晰可见。推荐采用直接平行于咬合平面进行轴向扫描的方法用于检测骨内袋，根分叉病变以及颊舌侧的骨开裂（Fuhrmann et al. 1997）。

计算机断层或者其他影像技术的一个严重缺点就是使器官暴露在电离辐射中，从而大大增加了诸如甲状腺或者眼球的晶状体不期待发生的病变风险。为了获得足够的信息，大量接触是难以避免的，这可能大大增加患者受射线照射的负荷。目前考虑到开支和费用问题，计算机介导的断层主要应用于医院。

标准化X线片可以允许用于比较不同的骨密度水平，例如治疗前后的变化。有趣的是，随着最近几年在临床牙周治疗中治疗手段增多，技术迅速进步，标准化X线片检查已经成为牙周组织影像学检查的主要方面。通过成功治疗牙周组织疾病的炎症后，常能观察到骨密度的增加以及骨组织的再生。根分叉病变疗效的证据可以通过计算机辅助的光密度图像分析得到（Payot et al. 1987a & b；Brägger et al. 1989）或者进行定性定量的数字减影摄影得到（Brägger & Pasquali 1989；Christgau et al. 1996；Eickholz & Hausmann 1997）。显然，这些技术要求具备高度标准化的射线照相技术，在连续暴露下中心光束的偏差在垂直和水平方向上都需要控制在最小范围内，这种要求采用通常使用的X线对焦系统来控制中心光束的偏差是难以实现的（Eickholz & Hausmann 1997）。计算机程序可以校对不同的亮度、对比度（Ruttimann et al. 1986）以及由于胶片放置引起的图像变形（Webber et al. 1984）。通过使用参考点（Wenzel 1989）以及最新的计算机程序（Samarabandu et al. 1994），一些由于手工原因（Benn 1990）引起的干扰因素可能得到解决。采用数字减影技术，骨体积和质

*** 本文所提供的数据可以说明诊断测试的价值和实践中度实用性。例如，在给出的老年人口中上颌磨牙进展期根分叉病变的患病率预计为4%，然后假阳性率，即未受影响磨牙中有分叉箭头影像的组成比例，大约是90%；而假阴性率，即受影响磨牙没有分叉箭头影像的比例，为2.8%（Fleiss 1981）。有趣的是，Hardekopf等（1987）强调分叉箭头图像缺失并不意味着根分叉区没有骨缺损。然而，一个引人注意的论据是，在计算预估患病率为4%人群的假阳性率和假阴性率时，尽管放射拍摄看到分叉箭头图像，但是严重的根分叉病变依然相对少。特别是在给出人群中严重根分叉病变的患病率很低，测试可以被认为是成功的。然而，其他人的观点认为假阳性率太高，测试应该是失败的。

量的绝对增加（Ruttimann & Webber 1987）和相对变化（Brägger et al. 1989；Christgau et al. 1996）都能估计出来。目前这些技术主要被用于说明新的治疗方法比传统的手段具有相同或更加优秀的能力而提供科学性的理论依据。同时，总结成功或者失败的案例，我们预计随着数字减影技术将被广泛接受，只需短短几年就能在日常实践中大范围使用。数字化射线照片技术的不恰当使用最近也被 Visser 和Krüger（1997）所提出来。

术中检查

关于牙周病损的形态通过术中检查可能得到更加详细的综合信息。有时，只能通过术中检查才能得出明确的结论采取这种还是那种治疗方法。这种情况在牙周炎累及根分叉区域时是特别常见且有必要的，因为该区域往往存在奇异的且不能肉眼观察到牙根、根椎体和牙槽骨的空间形态。只有手术开窗，认真清理完根间凸起内外根面的肉芽等炎症组织后，牙周破坏的实际情况才能被肉眼看到。与此同时，操作者可以获知分叉区所有的凹陷和壁龛，也能了解到之前根面平整的效果。在术中，再次评估根分叉区的病变并不是可有可无的。基于术中的发现，牙周科医生可能需要彻底改变他的治疗方案。在某些情况下，牙齿可能需要将其拔除。

例如采用前瞻性自身对照临床试验用于评估在下颌磨牙根分叉病变处放置屏障膜以引导组织再生的手术效果，Pontoriero等（1989）对42例根分叉病变进行临床诊断，仅有1例属于Ⅲ级。然而所有的病例都在术中诊断为穿通式病变。术后6个月，临床再评估时发现21例盖有屏障膜的病例中，其中3例根分叉完全暴露。但是21例仅采用传统翻瓣术的对照组，其中11例依然是Ⅲ级病变。有趣的是，术中估计根分叉入口处的表面区域似乎影响了术后效果。术后绝大多数Ⅲ级根分叉病变的分叉入口处依然保留着4.5mm²或者更大面积的暴露。希望通过再生使能分叉入口严密的关闭，其分叉暴露的面积要控制在3mm²以内。术前临床诊断与术中观察相比，前者存在一些不确定性，只能猜测两种治疗方法是否导致任何明显的改善。这个研究为不能单纯相信根分叉的临床诊断提供了强有力的理由。然而需要强调的是，试验者采用的是直的，压力控制式探针进行的测量。正如前文所提到的，Moriarty等（1988）已经证明了压力控制式探针很大程度上会妨碍准备的临床根分叉病变的诊断。

除了术中对包绕多根牙骨内的破坏的评估（Heins & Canter 1968），包括骨壁的数目，其1壁、2壁、3壁的相对深度（Renvert et al. 1981）和不同的周径外，根分叉病变准确的分级目前需要根据术中的检查以及测量牙周支持组织的水平性附着丧失，这样才能更加准确。在根分叉区域不同的垂直型骨缺损，特别是半环状或者新月形样包绕根分叉区的骨缺损，采用临床和影响学检查都难以评估（Langer & Wagenberg 1997），这类骨缺损通常呈环形包绕患牙，可能只影响根分叉的一半或者所有的根，如今只能准确诊断。

一些学者建议依据根分叉的高度再进行细分，根分叉高度指的是从根分叉穹隆到根间牙槽骨处的距离（Eskow & Kapin 1984；Tarnow & Fletcher 1984）。根据Tarnow & Fletcher（1984）建议，根分叉高度在3mm以内的归为A亚类，4~6mm归为B亚类，超过6mm归为C亚类。Moriarty等（1988）尝试采用临床探诊的方法来评估根分叉区的高度，但是这种估计没法和术中准确测量结果进行比较。Pontoriero等（1989）提供的数据可以显示出，不仅各自根分叉高度可能对治疗计划影响重大，而且其宽度也同样对治疗计划有影响，根分叉的宽度是测量牙槽嵴顶与各根距离之和。最近根柱的高度，换句话说，分离度，也被建议加入到根分叉的分类之中（Hou & Tsai 1997a）。根据构成根分叉的根柱情况，如果相对较短的根柱不到牙根复合体长度的1/3（即分离度超过2/3）则视为A亚型，相应的B亚型、C亚型所对应的根柱分别达到牙根全长的50%，或者全长的2/3，其分离度分别为1/2、1/3。

所有的临床、影像学以及术中检查结果被整理在一个恰当的图表中。如表1为关于根分叉病变的相关信息量化表，其可以根据个人喜好进行修改，也可以加入更多的补充信息。显然，患者的基本信息，疾病的表达形式，整体的初步治疗方案，牙周医生的疗效评估，患者对患牙在内的各颗牙齿重要性的主观评价等都需要记录在内。

结论

目前尚无流行病学研究提出任何关于牙周病引起的根分叉病变的流行、发展和严重程度直接信息。然而间接证据表明根分叉病变实际上仅局限在总人口中相当小的一部分中****。尽管其看起来只是个小问题，经过牙周治疗后，在这些已罹患的人群中，根分叉病变依然可能会增加进一步附着丧失和复发的风险（Wang et al. 1994；Rams et al. 1996）。上述情况特别适用于伴有根分叉病变的松动磨牙，但是也需要指出有一些数据得出了相反的结论（Chace & Low 1993）。在过去，诸如截根术，牙半切或者隧道形成术之类的保守治疗方法常常被倡导（Carnevale et al. 1995）。对于这些传统的治疗方法，恰当的诊断也是必需的，而并不是仅仅评价病变的分级。例如对下颌第一和第二磨牙进行隧道形成术，只有在分离度超过30°，能满足使用牙缝刷进行日常刷牙要求的情况下，才有可能成功。如果术者对牙齿的形态没有准备把握，那么截根可能会失败（Majzoub & Kon 1992）。分离度在1/3的情况下明显会干扰截根术和半切术。随着新的治疗方法的发展，对于再生治疗，目前尚需要更多仔细详尽的术前和术后效果，以便对其更进一步地认识。显然，只有关闭了分叉区的缺损才能作为治疗的终点。因此，在术中有必要彻底地评估各种因素，以便于获得所期待的结果。例如，应该记录包括根柱的高度，袋内骨缺损的形态，邻间骨高度和牙龈缘相对于根分叉入口的位置。另外，需要通过根面平整或者翻瓣将不利的干扰因素去除。因此，在临床和影像学上诊断根分叉病变时可以补充一些适当的治疗。例如，黏骨膜瓣的厚度已经证明是影像根分叉再生手术后效果的一个因素（Anderegg et al. 1995）。有趣的是，最近证明了在遭受牙周疾病影响的患者中，采用再生技术治疗根分叉病变的疗效是有限

**** 假设，磨牙根柱的平均高度为4mm（Dunlap & Gher 1985；Gehr & Dunlap 1985；Roussa 1998）。而5mm的附着丧失，可以导致确切的根分叉病变。在192个可能的牙周探诊位点（32颗牙齿的近中颊、颊侧、远中颊、远中舌、舌侧、近中舌）中，只有30个位点与磨牙根分叉入口相关。由于前磨牙根柱高度一般是磨牙的2倍（Booker & Loughlin 1985），所以前磨牙不纳入以下计算。在NIDR（Brown et al. 1990）发表的关于1985—1986年美国在职成年人群的代表性样本中，5mm及其以上的（垂直方向）附着丧失在45~54岁年龄段为25%，在55~64岁年龄段为35%。然而分别只有1.4%和2%的牙周探诊位点受影响。由于只是部分抽样的原因，这些预估数据可能要低于真实的患病率和严重程度。然而，尽管严重程度被低估了，但是实话实说，伴有5mm及以上附着丧失的活跃性牙周疾病在最大年龄组人群中，也仅有4%（Brown & Löe 1990）。其平均根分叉受累也才人均1.2个（4% of 30）。这数据比Larato（1970）研究墨西哥头骨时所提出的关于60岁左右人群的情况稍微高一点。甚至假设增加2倍牙周炎累及磨牙的风险，在55~64岁人群中也只有2个或者3个根分叉受影响。

表1 根分叉病变检查表

患者姓名：A.G. 出生年月：1971.10.08 就诊时间：1996.05.23	牙位：16
松动度（0、1、2、3）	2
患牙伸长感（0、1）	0
电活力测试（1：有活力；2：无活力）	1
牙髓诊断（0：好；1：需要再次校对 revision necessary）	0
龋，充填体或修复体（0：无龋坏；1：小面积龋坏或小面积充填物；2：进展中龋坏，大面积充填物；3：人造冠）	0

影像学诊断	近中根		远中根		颊根		腭根	
	近中	远中	近中	远中	近中	远中	近中	远中
骨缺损 0：≤根长1/3 1：根长1/3~2/3 2：≥根长2/3	2	2	0	2			1	1
	近中根/远中根		近中根/腭根		远中根/腭根		颊根/腭根	
分离度（分离度） 0：≤1/3 1：≥1/3	1		1		1			
偏离度 0：≤30° 1：>30°	1		1		1			

临床检查	近中颊		颊侧中央		远中颊	远中舌腭		舌腭中央		近中舌腭
BOP（0，1）	0	0	0	0	1	1		0		0
Plaque（0，1）	0	0	0	0	0	0		0		0
PPD	5.0	2.0	1.5	4.0	5.5	7.0		2.0		6.0
vCAL	2.0	2.0	1.5	4.0	5.0	7.0		2.0		6.0
hCAL			0.0			5.0				5
degree			0			Ⅱ				Ⅱ

术中检查	近中颊		颊侧中央		远中颊	远中舌腭		舌腭中央		近中舌腭
根分叉高度			0.0			4.0				3.0
根分叉宽度			0.0			4.0				3.0
根分叉深度			0.0			3.0				3.0
校正病变级别			0			Ⅱ				Ⅱ
BD-CEJ	5.0	4.5	2.0	2.5	6.0	7.0		6.5		6.5
BD-LA	0.0	0.5	0.0	0.0	2.0	0.0		0.0		0.0

表1根分叉病变检查表设计意见。注意应该在各自根的恰当部位进行额外的临床测量。例如Moriarty（1988）提出的可以进一步在近中颊根的远中面（靠近根分叉区域），远中颊根的近中面（靠近根分叉区域）等进行测量。根分叉的几个位点在临床中不易检查到。近中根与远中根或者远中根与颊根的偏离度在放射影像学拍摄中只能粗略地估计，需要在术中进一步评估

相关缩写的解释：BOP：探诊出血指数；PPD：探诊牙周袋深度；vCAL，hCAL：垂直和水平方向上的附着水平；BD-CEJ：骨缺损底部到釉牙骨质界的距离；BD-LA：骨缺损底部到牙槽骨边缘的距离。如果治疗后，采用二期手术观察不可能，那么可以在局麻下采用骨探查术进行一些测量

的（Müller & Eger 1997）。根分叉病变的术后管理也是一个巨大的挑战。特别是在临床研究中，在局麻下进行骨探查术可能是一个有价值的替代。因为如果病变治疗后，再二期手术对患者来说是不允许的（Mealey et al. 1994）。很明显，对根分叉区域的封闭的评估需要补充高敏感度、高标准化的影响学技术。

附录

在准备文稿期间，Albandar等（1999）首次在具有代表性的30岁以上美国成年人群中，对根分叉病变的患病情况和进展情况进行了研究（NHANES Ⅲ）。在所有年龄组里根分叉病变的平均患病率为13.7%，平均每人6.8%的后牙受累及。男性比女性，黑人、美籍墨西哥人比白人有更高的患病率，且受累牙齿的炎症程度也更高。同时 NHANES Ⅲ 调查发现，无论在失业还是在职人群里，牙周炎的患病率与1985—1986年NIDR针对在职成年人群的调查相比，都稍微升高了。同时NHANES Ⅲ 的调查总体上验证了本文脚注中的计算结果。

参考文献

［1］Abbas, F., Hart, A. A. M., Ossing, J. & van der Velden, U. (1982) Effect of training and probing force on the reproducibility of pocket depth measurements. Journal of Periodontal Research 17, 226–234.

［2］Albandar, J. M., Brunelle, J. A. & Kingman,A. (1999) Destructive periodontal disease in adults 30 years of age and older in the United States, 1988–1994. Journal of Periodontology 70, 13–29.

［3］Aeppli, D. M., Boen, J. R. & Bandt, C. L.(1985) Measuring and interpreting increases in probing depth and attachment loss. Journal of Periodontology 56, 262–264.

［4］Agresti, A. (1988) A model for agreement between ratings on an ordinal scale. Biometrics 44, 539–548.

［5］Anderegg, C. R., Metzler, D. G. & Nicoll, B. K. (1995) Gingiva thickness in guided tissue regeneration and associated recession at facial furcation defects. Journal of Periodontology 66, 397–402.

［6］Anderson, R., McGarrah, H., Lamb, R. & Eick, J. (1983) Root surface measurements of mandibular molars using stereophotogrammetry. Journal of the American Dental Association 107, 613–615.

［7］Armitage, G. C. (1996) Periodontal diseases:diagnosis. Annals of Periodontology 1, 37–215.

［8］Basaraba, N. (1990) Furcation invasions. In:Periodontal diseases, 2nd edition, eds. Schluger, S., Yuodelis, R., Page, R. C. & Johnson, R. H., pp. 541–559. Philadelphia:Lea & Febinger.

［9］Benn, D. K. (1990) Limitations of the digital image subtraction technique in assessing alveolar bone crest changes due to misalignment errors during image capture. Dentomaxillofacial Radiology 19, 97–104.

［10］Booker, B.W. III. & Loughlin,D. M. (1985) A morphologic study of the mesial root surface of adolescent maxillary first bicuspids. Journal of Periodontology 56, 666–670.

［11］Bower, R. C. (1979a) Furcation morphology relative to periodontal treatment: furcation entrance architecture. Journal of Periodontology 50, 23–27.

［12］Bower, R. C. (1979b) Furcation morphology relative to periodontal treatment: furcation root surface anatomy. Journal of Periodontology 50, 366–374.

［13］Brägger, U. & Pasquali, L. (1989) Color conversion of alveolar bone density changes in digital subtraction images. Journal of Clinical Periodontology 16, 209–214.

［14］Brägger, U., Pasquali, L., Weber, H. & Kornman, K. S. (1989) Computer-assisted densitometric image analysis (CADIA) for the assessment of alveolar bone density changes in furcations. Journal of Clinical Periodontology 16, 46–52.

［15］Brown, L. J. & Löe, H. (1990) Prevalence, extent, severity and progression of periodontal disease. In: Classification and epidemiology of periodontal diseases, eds. Löe, H. & Brown, L. J., Periodontology 2000 2,57–71.

［16］Brown, L. J., Oliver, R. C. & Löe, H. (1990)Evaluating periodontal status of US employed adults. Journal of the American Dental Association 121, 226–232.

［17］Carlsen, O. (1987) Dental morphology. Copenhagen:Munksgaard. Carnevale, G., Pontoriero, R. & Hürzeler, M.B. (1995) Management of furcation involvement.In: Surgical, nonsurgical, occlusal and furcation therapies, eds. Caffesse,R. G. & Quiñ ones, C. R. Periodontology 2000 9, 69–89.

2009; 36: 164–176

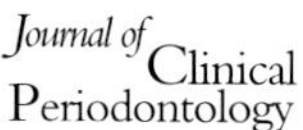

牙周治疗对伴根分叉病变多根牙的保存率和并发症发病率的5年以上效果观察：系统性回顾

The effect of periodontal therapy on the survival rate and incidence of complications of multirooted teeth with furcation involvement after an observation period of at least 5 years: a systematic review

Huynh-Ba G, Kuonen P, Hofer D, Schmid J, Lang NP, Salvi GE

栾庆先 审　张井然 译

摘要

目的：系统性地回顾经过牙周治疗至少5年后的伴有根分叉病变的多根牙的保存率和并发症的发生率。

材料与方法：电子和人工搜索截止至（包括）2008年1月的文章。3名综述者分别独立地进行出版物筛查、数据提取和有效性评估。

结果：22篇文献达到了纳入标准。由于数据的不均一性，meta分析无法实施。非手术治疗5~9年后，磨牙的保存率大于90%；不同的手术治疗后磨牙的保存率如下：

手术治疗：43.1%~96%，观察时间5~53年。

隧道形成：42.9%~92.9%，观察时间5~8年。

切除性手术（包括截根术和牙半切术）：62%~100%，观察时间5~13年。

引导性组织再生（GTR）：83.3%~100%，观察时间5~12年。

术后最常见的并发症包括隧道形成术后根分叉区龋坏和截根术后根折。

结论：通过多种不同的治疗措施，伴有根分叉病变的多根牙可以有良好的长期保存率（接近100%）。Ⅰ度根分叉病变可以通过非手术形式的机械清创成功治愈。切除性手术后最常见的并发症是根纵裂和牙髓治疗失败。

关键词：根分叉病变，引导性组织再生（GTR），牙半切，非手术治疗，截根术，手术治疗，牙齿保存，隧道形成

专家点评

对临床医生来说根分叉病变的治疗仍然是一个挑战。当前由于对根分叉病变的治疗普遍缺乏信心，导致大量伴有根分叉病变的多根牙被无谓地拔除。本研究表明：对于不同程度的根分叉病变如果选对好适应证和治疗方法，伴有根分叉病变的多根牙可以有良好的长期保存率。该结论值得口腔同道深思和关注。

牙周疾病的始动因素是菌斑生物膜的产生和成熟引发了宿主反应（Socransky & Haffajee 2005）。控制牙周疾病发展的治疗手段包括龈下机械清创以及创造一个细菌和健康牙龈组织共存的局部环境。

研究表明慢性牙周炎可以通过非手术和手术成功治疗。牙周维护治疗阶段菌斑的控制保证了治疗后好的远期疗效（Axelsson et al. 2004）。多根牙因为其独特的解剖特点，自我（Lang et al. 1973）和专业（Fleischer et al. 1989）的菌斑控制都难以实施，因此对于临床医生来说是个挑战。对于牙周炎易感患者，附着丧失可波及根分叉区域。因此，在根分叉区域附着丧失有水平和垂直两个方向，并可根据Hamp等（1975）的分类来分度。

临床研究显示，有根分叉病变的磨牙对非手术牙周治疗的反应比没有根分叉病变的磨牙差，并且更容易发生更多的附着丧失（Norland et al. 1987；Loos et al. 1989；Claffey & Egelberg 1994）。

对牙周治疗结果的纵向研究证实伴有根分叉病变的牙齿愈后更差。Hirschfeld和Wasserman的研究（1978）表明，在长达22年的牙周支持治疗（SPT）中，患者因为牙周原因失去了7.1%的牙齿，相应的对于有根分叉病变的多根牙这一比例是31%。一些类似的研究也证实这些发现（Mc Fall 1982；Goldman et al. 1986）。

对根分叉这种特定的解剖区域

的治疗方式包括非手术和手术机械清创、根分叉成形术、隧道形成术、牙半切、截根术和再生性手术。

目前没有系统性的证据统计根分叉病变牙齿的保存率和并发症发病率。因此，本篇综述的目的是获知在至少观察5年后，有根分叉病变的多根牙经过积极的牙周治疗后的保存率和并发症的发病率。

材料与方法

研究选择

在本条目下无法搜索到随机对照临床试验（RCCT），本篇系统性综述着眼于次一级证据。为保证本篇综述纳入的合格性，所筛选的研究需在本质上是纵向研究，前瞻性和回顾性队列研究也在考虑范围内。

结果变量

主要的结果变量为观察至少5年后的牙齿保存率，次要的结果变量为复发的牙周炎、牙周脓肿、牙周牙髓联合病变、牙髓并发症、龋坏和根折等并发症。

文献检索

在MEDLINE里检索2008年1月以前（包括1月）的研究以及英文文献。为了更精确，只搜索了人体试验和牙科杂志。搜索目录为：（牙周疾病[医学主题词]和根分叉或根分叉病变或根尖病损或截根术或牙半切或隧道形成或长期维护）（periodontal disease [MeSH Terms] AND（furcation OR furcation involvement OR interradicular lesions OR interradicular lesion OR root resection OR hemisection OR root amputation OR tunnel OR tunnelling OR tunnel preparation OR tunnel procedure OR long-term maintenance）。

作为补充，手工搜索了1975年至2008年2月的以下杂志：*The International Journal of Periodontics and Restorative Dentistry*，*Journal of Clinical Periodontology*，*Journal of Periodontal Research*和*Journal of Periodontology*。

另外，在本篇综述内纳入的参考文献列表已经系统性筛查过。

有效性评估

2名综述者（P.K.和G.E.S.）分别独立寻找可能纳入筛选结果的题目、总结和摘要，综述者之间通过Kappa检验达到一致，两者的分歧通过讨论解决。为了评估全文搜索了文献的潜在利益。

对于纳入出版物的质量评估和数据提取方法由2名综述者（P. K和G.H.-B.）分别实施，任何意见不一致由3名综述者（即P. K，G.H.-B.和G.E.S.）通过讨论解决。

结果

研究特点

888篇文献通过检索得到，对题目独立的初始筛查后得到了182篇文献。评价综述者之间对于文献纳入一致性的Kappa 值为0.85，表明一致性几乎完美（Landis & Koch，1977）。在筛查了摘要之后，得到了52篇全文，其中的19篇入选。另外还有3篇人工搜索得到的文献入选（图1）。

在筛查题目和摘要后，最初的888篇中836篇被排除，原因如下：

- 综述；
- 病例报告；
- 观察期小于5年；
- 无牙齿保存率的数据；
- 无根分叉病变的数据。

对剩下的52篇文献的全文进行进一步评估，又有33篇文献被排除，原因如下：

- 观察期小于5年：Pontoriero et et al. 1989；Garrett et al. 1990；Hürzeler & Strub 1990；Gantes et al. 1991，Newell 1991；Paul et al. 1992；Twohey et al. 1992；Fuentes et al. 1993；Machtei et al. 1993；Mellonig et al. 1994；Basten et al. 1996；Mombelli et al. 1996；Garrett et al. 1997；Rosén et al. 1997；Harris 1998；Anderegg et al. 1999；Karapataki et al. 1999；Dowell & McLaughlin 2000；Ehnevid& Jansson 2001；Hoffmann et al. 2006。
- 无根分叉病变数据：Loesche et al. 2002；Tan 2002；Papantonopoulos 2004。
- 根分叉病变治疗形式不详尽：Björn & Hjort 1982；Chace & Low 1993；König et al. 2002；Carnevale et al. 2007；Pretzl et al. 2008。
- 无牙齿保存率的数据：Ehrlich et al. 1989；Müller et al. 1995；Müller & Eger 1997；Silverstein et al. 1999；Fugazzotto 2001。

因此，在MEDLINE数据库的电子搜索中19篇文献被纳入，另有3篇文献（Bergenholtz 1972；Goldman et al. 1986；Bühler 1988）通过人工检索和筛查出版物的引用列表被纳入。因此，本篇系统性综述共有22篇文献纳入。

因为无随机对照试验（RCT）实施，故次级证据如纵向队列研究（大部分为回顾性研究）被纳入。

定性数据合成

对选择的文献的初步评估依据研究设计、研究人数、治疗实施、吸烟状况和复查间隔显示出极大的不同。因此，对这些大量的数据实施meta分析是不合适的。于是我们试图通过描述性统计方法来分析数据。通过治疗方法的不同将22篇文献的特征总结在表1~表5中。

通过治疗方式的不同将22篇文献分组如下：

非手术治疗根分叉病变（表1）

两个临床试验（Hamp et al.

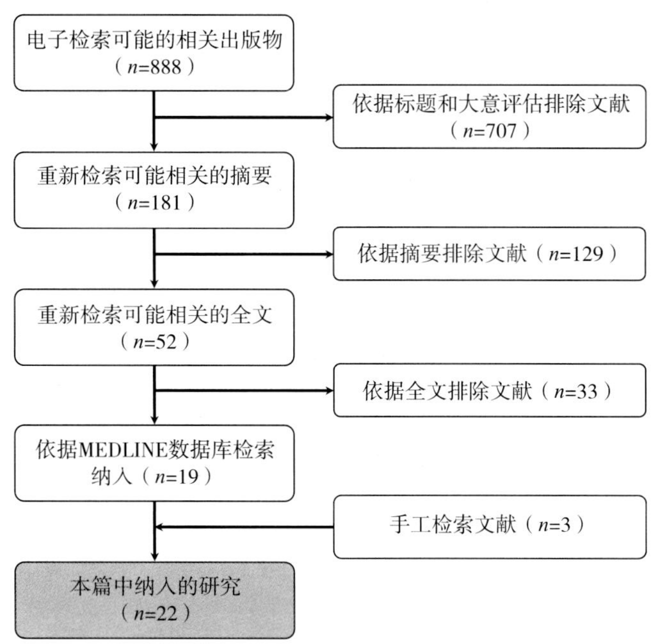

图1　文献选择过程

表1　纳入研究的详细情况：非手术治疗方法

研究	Hamp等	Dannewitz等
出版年	1975	2006
研究设计	回顾性	回顾性
对象数量	100	71
年龄（岁）	未报道	16~70
平均年龄（岁）	未报道	46
术者	大学机构	大学机构
牙周诊断	慢性牙周炎	慢性牙周炎62，侵袭性牙周炎9
治疗	刮治和根面平整	刮治和根面平整
牙齿数目（颗）	32	54
平均观察期	5年	107个月（62~145个月）
复查间期	3~6个月	根据个人风险3、6、12个月
吸烟史	未报道	吸烟：43.7% 已戒烟：26.8% 不吸烟：29.5%
保存率（%）	100	90.7
根分叉病变分布	未报道	Ⅰ度：32/54 Ⅱ度：18/54 Ⅲ度：4/54

1975；Dannewitz et al. 2006）调查了龈下刮治和根面平整和/或根分叉区形态修整等非手术治疗后伴根分叉病变多根磨牙的保存率。在这种情况下，Hamp等（1975）报道5年保存率为100%，但必须注意这些磨牙仅为Ⅰ度根分叉病变。在Dannewitz等（2006）对54例颗磨牙根分叉病变的非手术治疗的研究中，经过62~145个月（5~12年）的观察期后5颗牙被拔除，保存率为90.7%，但拔牙原因未报道。有趣的是，5颗被拔除的牙齿中3颗根分叉病变为Ⅲ度，1颗为Ⅱ度以及1颗为Ⅰ度。

不涉及改变牙齿结构的手术治疗（表2）

10个研究着眼于维护期根分叉病变磨牙的保存，这些患牙已经经过了积极的牙周非手术和手术治疗。手术方式包括牙龈切除术、牙龈成形术、根向复位瓣术或改良Widman翻瓣术（带/不带有骨成形），但并非局限于这些术式。

经过平均12年（5~24年）的观察期，Ross和Thompson（1978）报道在387例根分叉病变中，341颗仍然在行使功能，保存率为88%。

Hirschfeld和Wasserman（1978）回顾性地分析了平均观察22年（15~53年）后的600名患者的情况。在有根分叉病变的1464颗牙中，460颗在经过积极的牙周治疗后不得不被拔除，保存率为68.6%。

许多其他的团队被Hirschfeld和Wasserman的研究所启发并且以相似的形式报道了他们的成果。McFall（1982）报道经过平均19年（15 ~ 29年）观察期后，43.1%的磨牙得以保存。Goldman等（1986）的结果为22.2年的观察期后56.5%得以保存。Wood等（1989）报道了牙齿术后缺失率为23.3%，经过13.6年的随访多根牙保存率为76.7%。Pearlman（1993）报道平均12年随访后经过治疗的611颗根分叉病变牙齿保存率为73.5%，在这个研究（Pearlman 1993）中，包括植骨。McLeod（1998）报道了同之前研究（Pearlman 1993）相似的随访期后牙齿的保存率为83.3%。

为观察根分叉病变和牙齿松动度对临床附着水平变化的影响，Wang等（1994）报道80例最初有根分叉病变磨牙在维护期开始有16例不得不被拔除，保存率为80%。

Svärdström和Wennström（2000）报道8~12年后，根分叉手术（改良Widman翻瓣术）后96%的上下颌磨牙得以保存。

表2 纳入研究的详细情况：不涉及牙齿结构的手术治疗

研究	Hirschfeld和Wasserman	Ross和Thompson	Mc Fall	Goldman等
出版年	1978	1978	1982	1986
对象数量	600	100	100	211
研究设计	回顾性	回顾性	回顾性	回顾性
年龄（岁）	12~73	20~71	8~71	18~67
平均年龄（岁）	42.2	未报道	43.8	41.8
术者	大学机构	私人诊所	大学机构	私人诊所
牙周诊断	慢性牙周炎 轻度PD≤4mm 中度PD 4~7mm 重度PD≥7mm	慢性牙周炎	慢性牙周炎 轻度PD≤4mm 中度PD 4~7mm 重度PD≥7mm	慢性牙周炎 轻度PD≤4mm 中度PD 4~7mm 重度PD≥7mm
治疗	广泛性刮治和根面平整，牙龈切除术，骨成形，翻瓣术	刮治和根面平整，不涉及骨手术的翻瓣术，牙龈切除术–牙龈成形术	刮治和根面平整，手术（牙龈切除术，牙龈成形术，骨切除，膜龈手术和翻瓣术）	刮治和根面平整，手术（牙龈切除术，牙龈成形术和根向复位瓣术），无骨手术
牙齿数目（颗）	1464	387	163	636
平均观察期	22（15~53）年	12（5~24）年	19（15~29）年	22（15~34）年
复查间期	4~6个月	未报道	3、4、6个月	3~6个月
吸烟史	未报道	未报道	未报道	未报道
保存率（%）	68.8	88	43.1	56.5
根分叉病变分布	未报道	未报道	未报道	未报道

研究	Wood等	Pearlman等	Wang等	McLeod等
出版年	1989	1993	1994	1998
研究设计	回顾性	回顾性	回顾性	回顾性
对象数量	63	172	24	114
年龄（岁）	24~67	20~73	30~54	26~79
平均年龄（岁）	45	未报道	42.9	53
术者	大学机构	私人诊所	大学机构	大学机构
牙周诊断	慢性牙周炎	慢性牙周炎 轻度PD≤4mm 中度PD 4~7mm 重度PD≥7mm	慢性牙周炎	慢性牙周炎
治疗	刮治和根面平整，手术（牙龈切除术，翻瓣术，骨成形和骨移植）	刮治和根面平整，手术（翻瓣术，包括骨成形，同种异体骨移植再生术）	刮治和根面平整，手术（牙周袋消除手术，改良Widman翻瓣术或翻瓣术）	刮治和根面平整，手术（牙周袋消除手术，再生治疗）
牙齿数目（颗）	164	611	80	378
平均观察期	13.6（10~34）年	12（10~15）年	8年	12.5（5~29）年
复查间期	≤6、6~9、≥9个月	至少每6个月	3个月（预防性治疗）	3~6个月
吸烟史	未报道	未报道	未报道	未报道
保存率（%）	76.7	73.5	80	83.3
根分叉病变分布	未报道	未报道	未报道	未报道

研究	Svärdström 和Wennström	Dannewitz等
出版年	2000	2006
研究设计	回顾性	回顾性
对象数量	160	71
年龄（岁）	14~73	16~70
平均年龄（岁）	44.9	46
术者	大学机构	大学机构
牙周诊断	慢性牙周炎	慢性牙周炎62

续表

研究	Svärdström 和Wennström	Dannewitz等
		侵袭性牙周炎9
治疗	刮治和根面平整，手术（改良Widman翻瓣术）	刮治和根面平整，翻瓣术
牙齿数目（颗）	636	140
平均观察期	9.5（8~12）年	107（62~145）个月
复查间期	个性化复查间期	依据个体风险3、6、12个月
吸烟史	未报道	吸烟：43.7% 已戒烟：26.8% 不吸烟：29.5%
保存率（%）	96	93.6
根分叉病变分布	未报道	Ⅰ度：64/140 Ⅱ度：62/140 Ⅲ度：14/140

Dannewitz等（2006）以非手术和手术方法治疗了140例根分叉病变，平均107个月（约9年）的随访后，9颗牙被拔除，保存率为93.6%。

隧道形成术（表3）

3篇文献（Hamp et al. 1975；Little et al. 1995；Dannewitz et al. 2006）着眼于隧道形成术后根分叉病变磨牙的保存率。

Hamp等（1975）报道在隧道形成术随访5年后，7颗磨牙有4颗（57.1%）发生龋坏，且其中3颗不得不被拔除，因此总保存率为57.1%。

Little等（1995）报道18颗多根牙在平均5.8年随访后3颗（16.7%）产生了龋坏，其中2颗被拔除，故保存率为88.9%。

最后，Dannewitz等（2006）报道做过隧道形成的24颗牙有1颗（7.1%）不得不在维护期拔除，原因未知，相应的保存率为92.9%（107个月的观察期）。

切除性手术（如截根术或分根术）（表4）

10个研究报道了这一特定的治疗。

Bergenholtz（1972）重新评估了最长11年前行过截根术的45颗磨牙，其中经过5~10年随访的20颗牙，17颗仍然存在，2颗因为牙周病并发症、1颗因为牙根穿孔被拔除，因此5~10年随访后85%的牙齿保存。

Hamp等（1975）报道行截根术

表3 纳入研究的详细情况：隧道形成术

研究	Hamp等	Little等	Dannewitz等
出版年	1975	1995	2006
对象数量	100	18	71
研究设计	回顾性	回顾性	回顾性
年龄（岁）	未报道	未报道	16~70
平均年龄（岁）	未报道	未报道	46
术者	大学机构	大学机构	大学机构
牙周诊断	慢性牙周炎	慢性牙周炎	慢性牙周炎62 侵袭性牙周炎9
治疗	刮治和根面平整，翻瓣术和隧道形成术	刮治和根面平整，翻瓣术和隧道形成术	刮治和根面平整，翻瓣术和隧道形成术
牙齿数目（颗）	7	18	14
平均观察期	5年	5.8年	107（62~145）个月
复查间期	未报道	3个月	依据个体风险3、6、12个月
吸烟史	未报道	未报道	吸烟：43.7% 已戒烟：26.8% 不吸烟：29.5%
保存率（%）	42.9	88.9	92.9
并发症	57.1%龋坏	16.7%龋坏	未报道
根分叉病变分布	未报道	未报道	Ⅱ度：1/14 Ⅲ度：13/14

表4 纳入研究的详细情况：切除性手术（如截根术和/或分根术）

研究	Bergenholtz	Hamp等	Langer等	Bühler
出版年	1972	1975	1981	1988
研究设计	回顾性	回顾性	回顾性	回顾性
对象数量	40	100	100	17
年龄（岁）	16~63	未报道	未报道	20~59
平均年龄（岁）	未报道	未报道	未报道	50.19
术者	大学机构	大学机构	私人诊所	公共卫生服务中心
牙周诊断	慢性牙周炎	慢性牙周炎	慢性牙周炎	慢性牙周炎
治疗	刮治和根面平整，翻瓣术和截根术	刮治和根面平整，翻瓣术和截根术	刮治和根面平整，翻瓣术和截根术	刮治和根面平整，翻瓣术和截根术
牙齿数目（颗）	45	87	100	28
平均观察期	5~10年	5年	10年	10年
复查间期	未报道	未报道	未报道	6~12个月（牙医和卫生士）
吸烟史	未报道	未报道	未报道	未报道
保存率（%）	85	100	62	67.9
并发症	66.6%牙周问题 33.3%牙根穿孔		47.4%根折 26.3%牙周并发症 18.4%牙髓治疗失败 7.9%充填体脱落导致龋坏	33.3%牙髓原因 22.2%牙髓牙周联合病变 22.2%牙周原因 11.1%根折 11.1%充填体脱落导致继发龋
根分叉病变分布	未报道	未报道	未报道	未报道

研究	Carnevale等	Blomlöf等	Carnevale等	Hou等
出版年	1991	1997	1998	1999
研究设计	回顾性	回顾性	前瞻性	回顾性
对象数量	194	80	72	25
年龄（岁）	20~69	34~75	21~62	26~67
平均年龄（岁）	未报道	54	42.7	51.4
术者	私人诊所	大学机构	私人诊所	大学机构
牙周诊断	慢性牙周炎	慢性牙周炎	慢性牙周炎	慢性牙周炎
治疗	刮治和根面平整，根向复位瓣术和截根术	刮治和根面平整，翻瓣术和截根术	刮治和根面平整，根向复位瓣术及骨成形和截根术	刮治和根面平整，翻瓣术和截根术
牙齿数目（颗）	488	78	175	52
平均观察期	组1：303颗牙3~6年 组2：185颗牙7~11年	61~120个月	10年	6.7（5~13）年
复查间期	3个月（95%） 6个月（1%） 1个月（3.5%）	3.3次/年	2~6个月	2~3个月
吸烟史	未报道	吸烟者56%	未报道	未报道
保存率（%）	组2：98.4	5年83 10年68	5年98.9 10年93.1	100
并发症	组2:33.3%龋 33.3%根折 33.3%PD≥5mm	最晚发生于10年后：81.3%牙周疾病加重，25%牙周牙髓联合病变，28.1%牙髓疾病	33.3%牙髓并发症 25%根面龋 25%牙周疾病复发 16%根折	
根分叉病变分布	无Ⅰ度，只有Ⅱ/Ⅲ度	无Ⅰ度，只有Ⅱ/Ⅲ度	Ⅱ度：123/175 Ⅲ度：38/175 N.B：角形吸收14/175	无Ⅰ度，只有Ⅱ/Ⅲ度

续表

研究	Svärdström和Wennström	Dannewitz等
出版年	2000	2006
研究设计	回顾性	回顾性
对象数量	160	71
年龄（岁）	12~73	16~70
平均年龄（岁）	44.9	46
术者	大学机构	大学机构
牙周诊断	慢性牙周炎	慢性牙周炎62 侵袭性牙周炎9
治疗	刮治和根面平整，改良Widman翻瓣术和截根术	刮治和根面平整，翻瓣术和截根术
牙齿数目（颗）	47	19
平均观察期	9.5（8~12）年	107（62~145）个月
复查间期	个性化复查间期	依据个体风险3、6、12个月
吸烟史	未报道	吸烟：43.7% 已戒烟：26.8% 不吸烟：29.5%
保存率（%）	89.4	57.9
并发症	80%根面龋	至发表日期不可知
根分叉病变分布	未报道	Ⅰ度：3/19 Ⅱ度：7/19 Ⅱ度：9/19

和/或分根术后的87颗磨牙，5年后保存率为100%。Langer等（1981）在再评估前分析了至少10年以前的50颗上下磨牙，他们报道的保存率为62%，导致失牙的主要原因为：根折18颗（47.41%），牙周并发症10颗（26.3%），牙髓治疗失败7颗（18.4%），以及由于充填体脱落导致的龋3颗（7.9%）。有意思的是只有15.8%的牙齿缺失发生在手术后前5年，而大多数，如55.3%的缺失牙发生于牙行使功能5~7年间，其余的缺失牙发生于观察期的第8~9年。

Bühler（1988）报道了10年时间内17名患者的28例截根术结果：20颗牙总体保存率为67.9%，与Langer等（1981年）的发现相似，手术后4年内未有牙齿丧失，但是观察期5~7年内有3颗（10.7%）牙缺失，8~10年后又有6颗（21.4%）牙缺失，导致牙缺失的原因由高到低为：牙髓治疗失败33.3%，牙周牙髓联合病变22.2%，牙周因素22.2%，根折11.1%，继发龋11.1%。

Carnevale等（1991）报道了488例牙半切或截根术的结果。作者将所有牙分为2组：一组是303颗（62.4%的样本量）随访3~6年，另一组随访7~11年，这一组185颗牙占37.6%的样本量，且被纳入本篇系统综述中。在这185颗牙中，3颗缺失，保存率为98.4%。牙缺失的原因如下：龋、根折和探诊深度>5mm。

Blomlöf等（1997）分析了146颗进行截根术的牙齿，并且随访最长达10年，其中78颗牙随访5年或更久（最长达10年），此亚组可被包含在本研究中。5年随访的保存率是83%，10年随访的是68%。导致拔牙的主要原因是牙周疾病加重、牙周牙髓联合病变和牙髓病损。

Carnevale等（1998）评估了根分叉病变磨牙采取截根术治疗的长期疗效。这项研究包括72名患者的175颗磨牙，行截根术后被用来作为单冠或固定义齿的基牙。在5年的随访检查中，2颗牙因牙髓并发症拔除，保存率为98.9%。接下来的5年中，又有9颗牙拔除，导致10年保存率为93.1%。拔牙原因包括：牙髓并发症（4颗，33.3%）、根面龋（3颗，25%）、牙周疾病复发（3颗，25%）和根折（2颗，16.7%）。

Hou等（1999）报道平均观察6.7年（5~13年）内，25名患者的52颗行分根术的磨牙保存率为100%。

Svärdström和Wennström（2000）报道随访8~12年后，47颗行截根术的磨牙保存率是89.4%，随访期间5颗牙（10.6%）被拔除且主要原因是根折（80.0%）。

Dannewitz等（2006）治疗305颗根分叉病变磨牙，实行19例截根术，维护期内8颗被拔除，故保存率为57.9%。

引导组织再生术（GTR）和植骨术（表5）

4篇文献（Yukna和Yukna 1997；Eickholz & Hausmann 2002；Dannewitz et al. 2006；Eickholz et al. 2006）被分入此组。Yukna和Yukna（1991）以植骨和冠向复位瓣术治疗26例Ⅱ度根

表5　纳入研究的详细情况：引导组织再生术（GTR）和植骨术

研究	Yukna和Yukna	Eickholz和 Hausmann	Dannewitz等	Eickholz等
出版年	1997	2002	2006	2006
研究设计	前瞻性	前瞻性	回顾性	前瞻性
对象数量	13	19	71	9
年龄（岁）	38~64	36~62	16~70	34~58
平均年龄（岁）	50.9	47.8	46	46.9
术者	私人诊所	大学机构	大学机构	大学机构
牙周诊断	慢性牙周炎	慢性牙周炎	慢性牙周炎62 侵袭性牙周炎9	有根分叉病变的慢性牙周炎
治疗	刮治和根面平整，全厚瓣轻度冠向复位，使用合成骨移植物	刮治和根面平整，黏骨膜瓣，使用ePTFE膜和可吸收缝线polyglactin910的GTR	刮治和根面平整，翻瓣术和GTR	刮治和根面平整，GRT（分别应用不可吸收和可吸收性膜屏障）
牙齿数目（颗）	上颌牙16 下颌牙10	上、下颌牙分别10颗	上颌磨牙29 下颌磨牙24 共计53	18（9对对侧牙）上颌5对，下颌4对
平均观察期	6.6（6~7.5）年	（60±3）个月	107（62~145）个月	10年
复查间期	3~4个月	3~6个月	依据个体风险3、6、12个月	4~6个月
吸烟史	未报道	未报道	吸烟43.7% 已戒烟26.8% 不吸烟29.5%	3名患者日吸烟≥10支
保存率（%）	100	100	98.1	83.3
根分叉愈合	上颌：5/16完全愈合，6/16Ⅰ度，2/16仍然Ⅱ度 下颌：3/10完全愈合，5/10Ⅰ度，2/10仍然Ⅱ度	未报道	未报道	0完全愈合，15/18由Ⅱ度转为Ⅰ度，3/18由Ⅱ度转为Ⅲ度
根分叉病变分布	26例Ⅱ度病变	20例Ⅱ度病变	Ⅰ度：9/53 Ⅱ度：32/53 Ⅲ度：12/53	18例Ⅱ度病变

分叉病变磨牙，且患者至少被随访6年，再评估的时候所有治疗过的牙均存在，保存率为100%。在治疗过的上颌磨牙中，作者将5例根分叉病变治愈，9例减轻为Ⅰ度病变，2例没有变化，相应的下颌磨牙分别为3例、5例和2例。

Eickholz和Hausmann（2002）通过GTR治疗18例Ⅱ度根分叉病变，5年后再评估没有患牙拔除。

Dannewitz等（2006）以GTR治疗53例根分叉病变磨牙，且在SPT中随访至少5年，总体保存率为98.1%。

Eickholz等（2006）治疗18例Ⅲ度根分叉病变磨牙且10年后再评估，3颗换牙被拔除，保存率为83.3%。

讨论

此篇系统性综述内包含的不同研究有很大的差异性，难以相互比较，以至meta分析无法进行。疾病诊断的进步和对牙周疾病致病机制的更深入了解已经使治疗计划有了调整，但是对临床医生来说根分叉病变的治疗仍然是一个挑战。分析30年来的文献数据，近年来各种不同的治疗方案都主张包括如组织再生在内的手术治疗，因此将近期的结果（Jepsen et al. 2002，2004）与20世纪70年代的结果（Bergenholtz et al. 1972；Hamp et al. 1975）相比较是不合适的。

目前没有研究对不同治疗方法的结果进行比较（如使用RCCT），但这也限制了在牙周临床实践中对这些成果的应用，因为没有任何治疗方法清楚地显示在牙齿保存上好于其他治疗方法，因此治疗方案的确定不能以现有的系统性综述为基础来推荐。

进一步说，因为纳入的大部分研究（22个中18个，占82%）实质是回顾性研究，故不能排除偏倚，其不能确定分配隐藏、结果评定的盲性、随访的完成等质量标准。在本篇系统性综述的描述分析中，根据实时的治疗有一些评论。非手术方法保存根分叉对防止Ⅰ度根分叉病变向更严重的根间病变发展是有效的，但随着病变发展，导致更多的附着丧失，这种疗法就有了局限性，如无法去净牙石（Matia et al. 1986；Fleischer et al. 1989；Parashis et al. 1993a，b；Wylam et al. 1993）。此外，若不改变根间解剖，患者自身并不能良好地清洁严重根分叉病变（Ⅱ/Ⅲ度）的牙齿。因此，对于严重的根分叉病变，非手术治疗并非最佳方案，患者自我卫生保健也非最佳维护手段，最终可能导致牙齿丧失（Dannewitz et al. 2006；Carnevale et al. 2007）。

为去净所有龈上和龈下菌斑设计了许多不同的手术方法（如牙龈切除术、翻瓣术、改良Widman翻瓣术、包括或不包括骨成形的根向复位瓣术）。手术治疗后的根分叉病变磨牙保存率在观察8~22年后为43.1%~96%。

若牙齿最初即有严重的根分叉病变，即使经过积极的牙周治疗后结果也不令人满意（McGuire & Nunn1996；Cattabriga et al. 2000；Pretzl et al. 2008）。但是在维护期中较长的复查间隔（如18个月）和较短的复查间隔相比会有更大的可能性造成1mm的附着丧失（Rosén et al. 1999）。除了菌斑控制不力外，吸烟被证实不仅仅是加重牙周疾病的主要危险因素，而且会增加患根分叉病变的风险（Mullally & Linden 1996）。

最后，遗传因素会影响牙周疾病的个体易感性（Michalowicz et al. 1991，2000；Michalowicz 1994），然而对伴根分叉病变多根牙的保存遗传易感性是否发挥作用仍有待研究。

因此，不同研究对手术治疗根分叉病变效果的报道有差异，原因包括：基线根分叉病变的严重程度、复查间隔的长短、菌斑控制的好坏和危险因素（如吸烟和遗传易感性）的暴露情况。

为使严重的Ⅱ度和Ⅲ度根分叉病变磨牙变得易于清洁，隧道形成是一个有效的选择，且可以提高未治疗牙的预后。手术的最佳适应证为：根柱短且有较大的根分叉角度。另外，对于不想行根管治疗和冠修复的患者来说，这种治疗方法是一个有效的保守且经济的替代措施。行隧道形成术的患牙5年观察期后保存率为57.1%~92.9%。然而，增加了牙根暴露面积导致了龋病的高发。因此需强制局部应用氟化物或氯己定漱口，以防止根分叉区域龋病的发展（综述见于Zimmer et al. 2003）。

有关隧道形成术后牙齿保存的临床证据都建立在小样本量的临床研究之上（如每个研究7~18颗牙），故应该理性地理解这些结果。

截根术是治疗根分叉病变磨牙的更进一步的选择，纳入本系统性综述的研究报道的5~10年观察期后牙齿保存率为57.9%~100%。牙齿拔除的原因主要与牙髓并发症和根折有关，与牙周疾病再发无关。

尽管两项研究（Langer et al. 1981；Bühler 1988）报道平均10年观察期后牙齿保存率为65%，其他研究在同样观察期内都报道接近或者超过90%（Carnevale et al. 1991；Svärdström & Wennström 2000）。这种不同部分是由于根分叉病变磨牙的治疗前状态导致。换句话说，有些研究可能保留了更多预后较差的牙，从而导致了不良的整体保存率，而其他研究可能在基础治疗阶段就把这些牙拔除。除了牙周原因，纳入的文献中未治疗的龋齿和牙髓并发症是导致磨牙拔除的重要原因。许多研究报道5年观察期后发生治疗失败（Langer et al. 1981；Blomlöf et al. 1997；Carnevale et al. 1998）。因此，在至少观察5年后再评估根分叉病变治疗效果才是合理的。

根分叉病变磨牙经过GTR后，不同的作者报道的保存率为83.3%~100%。初始根分叉病变严重程度影响此区域行GTR的效果（Jepsen et al. 2002，2004；Bowers et al. 2003；Horwitz et al. 2004）。短期研究发现，治疗后6个月再探诊Ⅱ度根分叉病变可以愈合，但并不是一致的发现。下颌磨牙Ⅱ度根分叉病变普遍可以观察到水平探诊深度的减少，但上颌磨牙减少很少或没有减少。实际上，翻瓣加GTR可以使上颌磨牙颊侧根分叉附着获得和骨再生，但不适合相应的近远中根分叉（Pontoriero & Lindhe 1995）。迄今为止，GTR并不能完全使Ⅲ度根分叉病变愈合（综述见于Sanz & Giovannoli 2000）。

为使根分叉病变愈合，可以使用釉基质衍生物（EMDs）作为GTR的替代疗法。但至今只有几个短期研究报道了这一再生方法的可行性（Donos et al. 2003，2004；Jepsen et al. 2004；Casarin et al. 2008）。这些都表明在大多数病例中根分叉区水平根分叉深度的减少是可以达到的，但是，不是所有研究都表明能完全的愈合。所以这个领域需要更多的研究去获得令人鼓舞的长期稳定性的治疗效果。

鲜有证据比较磨牙区长期治疗根分叉病变和种植牙的疗效。Fugazotto（2001）在一项私人诊所里进行的长达15年的研究报道了磨牙区截根术和种植牙的成功率。截根术的成功标准为探诊深度均≤4mm，至少连续两次复查中无探诊后出血，无溢脓，未再发龋坏或根折。种植牙的成功标准采用Albrektsson等于1986年制订的标准。两组病例分别有701颗截根的磨牙和1472颗种植体，相应的成功率为96.8%和97%。因此即使对待根分叉病变，通过截根术保留牙齿也是值得的，其与种植牙的成功率不相上下。另外，根分叉病变磨牙根分叉区保持无炎症的环境可以在将来种植修复时起到一定的促进作用。

基于本篇系统性综述的结果可知，获得根分叉病变磨牙良好的长期保存率应采用不同的治疗方法。

初级根分叉病变（Ⅰ度）可通过非手术机械清创治愈。

根分叉龋的发生是隧道形成术后导致拔牙的最常见原因。

截根术后最常见的并发症与牙周疾病的加重无关，但与根纵裂和牙髓治疗失败有关。

上下颌磨牙根分叉病变并不能通过GTR或使用EMD完全愈合。

临床相关性

研究的基本科学原理：根分叉病变的治疗是临床难题，但目前仍有许多提倡的治疗方式。

重要发现：多根牙根分叉病变治疗后可有好的长期保存率（接近100%）。牙髓治疗失败、根折和根分叉区龋的发生是治疗后导致失牙最常见的并发症。没有随机对照试验比较长期（5年以上）的严重磨牙根分叉病变不同治疗方法的结果。

实际应用：多根牙根分叉病变可通过一系列的治疗方法治愈。但是由于相关证据的缺乏不能证明在提高保存率方面哪种治疗方法更应该优先选择。

参考文献

[1] Albrektsson, T., Zarb, G., Worthington, P. & Eriksson, A. R. (1986) The long-term efficacy of corrently used dental implants: a review and proposed criteria of success.International Journal of oral and Maxillo facial Implants 1, 11–25.

[2] Anderegg, C. R., Alexander, D. C. & Freidman, M. (1999) A bioactive glass particulate in the treatment of molar furcation invasions. Journal of Periodontology 70,384–387.

[3] Axelsson, P., Nyström, B. & Lindhe, J. (2004) The long-term effect of a plaque control program on tooth mortality, caries and periodontal disease in adults. Results after 30 years of maintenance. Journal of Clinical Periodontology 31, 749–757.

[4] Basten, C. H., Ammons, W. F. Jr. & Persson, R. (1996) Long-term evaluation of root-resected molars: a retrospective study. International Journal of Periodontics and Restorative Dentistry 16, 206–219.

[5] Beck, J. D., Koch, G. G., Rozier, R. G. &Tudor, G. E. (1990) Prevalence and risk indicators for periodontal attachment loss in a population of older community-dwelling blacks and whites. Journal of Periodontology 61, 521–528.

[6] Bergenholtz, A. (1972) Radectomy of multirooted teeth. Journal of the American Dental Association 85, 870–875.

[7] Bergström, J. & Preber, H. (1994) Tobacco use as a risk factor. Journal of Periodontology 65, 545–550.

[8] Björn, A. L. & Hjort, P. (1982) Bone loss of furcated mandibular molars. A longitudinal study. Journal of Clinical Periodontology 9,402–408.

[9] Blomlöf, L., Jansson, L., Appelgren, R., Ehnevid,H. & Lindskog, S. (1997) Prognosis and mortality of root-resected molars. International Journal of Periodontics and Restorative Dentistry 17, 190–201.

[10] Bowers, G. M., Schallhorn, R. G., McClain, P.K., Morrison, G. M., Morgan, R. & Reynolds,M. A. (2003) Factors influencing the outcome of regenerative therapy in mandibular class II furcations: part I. Journal of Periodontology 74, 1255–1268.

[11] Büler, H. (1988) Evaluation of root-resected teeth. Results after 10 years. Journal of Periodontology 59, 805–810.

[12] Carnevale, G., Cairo, F. & Tonetti, M. S. (2007)Long-term effects of supportive therapy in periodontal patients treated with fibre retention osseous resective surgery. II: tooth extractions during active and supportive therapy. Journal of Clinical Periodontology 34,342–348.

[13] Carnevale, G., Di Febo, G., Tonelli, M. P.,Marin, C. & Fuzzi, M. (1991) A retrospective analysis of the periodontal-prosthetic treatment of molars with interradicular lesions. International Journal of Periodontics and Restorative Dentistry 11, 189–205.

[14] Carnevale, G., Pontoriero, R. & di Febo, G. (1998) Long-term effects of root-resective therapy in furcation-involved molars. A 10-year longitudinal study. Journal of Clinical Periodontology 25, 209–214.

[15] Casarin, R. C., Del Peloso Ribeiro, E., Nociti, F. H. Jr., Sallum, A. W., Sallum, E. A., Ambrosano, G. M. & Casati, M. Z. (2008) A doubleblind randomized clinical evaluation of enamel matrix derivative proteins for the treatment of proximal class-II furcation involvements. Journal of Clinical Periodontology 35, 429–437.

[16] Cattabriga, M., Pedrazzoli, V. & Wilson, T. G. Jr. (2000) The conservative approach in the treatment of furcation lesions. Periodontology 2000 22, 133–153.

2001; 28: 730–740

Journal of Clinical Periodontology

磨牙牙根的解剖和根分叉病变的治疗

Molar root anatomy and management of furcation defects

Al-Shammari KF, Kazor CE, Wang H-L

王勤涛 审　罗兰堃 译

摘要

背景、目的：根分叉病变的牙齿给成功的牙周治疗提出了特殊的挑战。解剖学和形态学上的复杂因素决定了在治疗这些病变区过程中方法的多样性。

方法：治疗根分叉病变牙齿有各种各样的方法，治疗过程中具体方法的选择有赖于筛分各种相关的因素。

结果：本综述会讨论到这些因素以及治疗根分叉病变牙齿的各种治疗方法，并且会着重强调其形态学、病因学、分类和诊断。

关键词：牙根解剖学，形态学，根分叉，根分叉病变，发生率，治疗，再生

根分叉区域对牙周治疗的成功提出了巨大的挑战。几篇关于牙缺失的回顾性研究报道了根分叉病变磨牙的预后差。而且，一直以来都发现不管用什么样的治疗方式，根分叉病变多根牙的牙周治疗有效性较低。比如，Ramfjord等（1987）报道在一项最新的密歇根纵向研究中，最初有根分叉病变的17颗牙中有16颗在维护阶段丧失。造成根分叉病变区域这种不良后果的原因包括了由于根分叉区的解剖结构造成器械难以充分进入，使得该区域致病微生物菌群持续存在（Cobb 1996）。本文献将回顾根分叉病变磨牙根的解剖、病因、诊断和治疗。

根分叉病变的分类

根分叉被定义为“多根牙牙根分离的解剖区域”，根分叉病变是指“根分叉区的病理性骨吸收”（美国牙周病协会 1992）。几种基于根分叉病变区水平和/或垂直方向探入程度的分类方法已被提出。最常用的分类系统见表1。

磨牙根解剖

对磨牙根的解剖有一个系统全面的了解对合理的诊断和治疗方法的选择是至关重要的。根干长度，分叉入口，根分离及根面区域等因素可以影响诊断进而影响到根分叉病变磨牙合理治疗方法的选择。根分叉区域可以被分为3部分：（1）顶部；（2）冠根即将分离的表面（凹槽）；（3）根分离区域（Grant et al. 1988），Bower（1979a，b），Gher& Dunlap（1985）和Dunlap & Gher（1985），分别报道了上下颌第一磨牙的解剖学特征。表2总结了他们的发现。

上述研究的其他观测表明，上颌第一磨牙腭侧近中部分的根分叉入口偏牙齿腭侧1/3，而腭侧远中的分叉口位于牙齿中央（Gher & Dunlap 1985）。因此，探测腭侧近中根分叉时多选择腭侧入路，而腭侧远中根分叉从颊侧或腭侧均可进行探查。而且，上颌第一磨牙远颊根和下颌第一磨牙远中根是相较于其他同名牙表面积最小（Bower 1979b）。由于这个原因，在其他条件都一样的情况下，这些根在切除手术中会优先考虑去除。

共性解剖因素

有一些与根分叉和牙根形态有关的形态学因素涉及根分叉病变牙齿的发生并造成其预后较差。这些因素包括：分叉口宽度、根柱长度、牙根凹陷、颈部釉突、分叉嵴、釉珠。

分叉口宽度

Bower等（1979a，b）报道过81%的分叉口宽度<1mm，58%<0.75mm（63%的上颌磨牙和50%的下颌磨牙<0.75mm）。考虑到匙形刮治器刃面宽度范围在0.75~1.10mm之间，作者总结在根分叉区域单独使用匙形刮治器进行根面预备并不能完全奏效。他们发现牙齿近远中向宽度与分叉口宽度之间没有联系。Chiu等（1991）也有过类似发现，49%的根分叉口宽度<0.75mm。

根柱长度

根柱被定义为釉牙骨质界至根分叉的延伸区域，或者是被定义为根分离区域。在一篇关于下颌第一磨牙和第二磨牙的研究中，Mandelaris等（1998）报道了在颊侧根干平均长度为3.14mm，在舌侧平均长度为4.17mm。下颌及上颌磨牙根干区域的表面积分别占各自牙根总面积的比例平均为31%和32%（Dunlap & Gher 1985；Gher & Dunlap 1985）。因此，水平向附着丧失导致的累及根干区域的根分叉病变会导致病变牙齿失去1/3的牙周支持（Hermann et al.

表1 根分叉病变分类

Glickman（1953）	Ⅰ度：牙周袋形成，但根间骨完整（初始阶段） Ⅱ度：根间骨丧失，牙周袋形成，但未扩展到对面 Ⅲ度：贯通性病变 Ⅳ度：伴有龈退缩的贯穿性病变，导致分叉区清晰可见
Goldman（1958）	Ⅰ度：初始阶段 Ⅱ度：未贯通至对侧 Ⅲ度：贯通性病变
Hamp et al.（1975）	Ⅰ级：水平向的牙周支持组织丧失<3mm Ⅱ级：水平支持组织丧失>3mm，但尚未与对侧贯通 Ⅲ级：分叉区水平向贯通性牙周组织破坏
Ramfjord& Ash（1979）	Ⅰ类：早期病变，分叉区组织破坏<2mm（<牙齿宽度1/3） Ⅱ类：未贯通至对侧，>2mm（>1/3牙齿宽度），但未完全贯通 Ⅲ类：贯通性病变
Tarnow & Fletcher（1984）	基于垂直病变程度的亚类 A亚类：0~3mm B亚类：4~6mm C亚类：≥7mm
Eskow and Kapin Fedi（1985）	与Tarnow & Fletcher（1984）亚类相同，但使用三分制代替3mm 结合Glickman和Hamp分类方法；与Glickman Ⅰ~Ⅳ度相同，但Ⅱ度又被分为Ⅰ级（<3mm）和Ⅱ级（>3mm）
Ricchetti（1982）	Ⅰ类：水平测量1mm；根沟 Ⅰa类：1~2mm水平入侵；最早期病变 Ⅱ类：2~4mm水平入侵 Ⅱa类：4~6mm水平入侵 Ⅲ类：>6mm水平入侵

1983；Grant et al. 1988）。根干长度的意义关系到了牙齿的预后和治疗。根干短的牙齿更容易发生根分叉病变，但是由于其牙周破坏少，因此治疗后的预后一般较好。相反，根干长而根短的磨牙发生根分叉病变时并不适合于截根术，因为这些伴根分叉病变的牙周支持丧失更多。

牙根凹陷

另一个可减低牙周治疗疗效的复杂因素来自于牙根凹陷或凹槽。Bower（1979b）报道，在上颌牙根面凹槽的发生率是17%~94%，下颌牙是99%~100%（表2）。在一项50颗上颌第一前磨牙的研究中，Booker和Loughlin（1985）报道了在检测牙齿中近中凹陷的发生率为100%。在双根的上颌前磨牙中，他们报道100%检测牙齿的颊侧根分叉处凹陷达到了9.4mm的水平。

颈部釉突

颈部釉突（CEPs）由于在釉质表面缺少结缔组织附着常被作为与疾病紧密相关的病源因素（Carranza & Jolkovsky 1991）。几项研究评估了颈部釉突发生率及与根分叉病变之间的关系。Leib等（1967）是唯一研究报道说CEPs和根分叉病变之间没有联系的。Masters和Hoskins（1964）却发现CEPs在上颌磨牙发生率为17%，在下颌磨牙发生率为28.6%，这与超过90%的下颌磨牙根分叉病变有关。进一步将CEPSs分类为3个等级（表3）。Bissada和Abdelmalek（1973）在一项包含1138颗磨牙的研究中报道CEPs的发生率为8.6%，且下颌发生率为上颌的2倍。CEPs和根分叉病变之间的相关性为50%。他们报道CEPs发生率最高的为下颌第二磨牙（14.8%），继而是上颌第二磨牙（9.1%），下颌第一磨牙（7.8%）和上颌第一磨牙（3.3%）。Swan和Hurt（1976）在一项200例东印度头骨的研究中报道所有磨牙中CEPs的发生率为32.6%。Hou和Tsai（1987）报道78例中国台湾患者中CEPs的发生率为45.2%。在根分叉病变的牙齿中82.5%的都存在CEPs，而没有根分叉病变的牙齿中仅17.5%有CEPs。在一项更近的关于134颗下颌第一和第二磨牙的解剖学分析中，Mandelaris等（1998）报道了下颌牙CEPs的发生率为56.4%（第二磨牙发生率为61.7%，第一磨牙发生率为38.3%）。相较于舌侧（50.8%），CEPs更常见于颊侧（61.9%）。表4总结了评估CEPs发生率的研究。

分叉嵴

两种类型的分叉嵴被描述：中部嵴和颊/舌嵴，中间部位的分叉嵴连接了近远中根，且主要由牙骨质组成。颊/舌嵴主要由覆盖薄层牙骨质

表2 上、下颌第一磨牙的解剖学特征

	上颌第一磨牙*	下颌第一磨牙†
分叉入口	M：3.6mm B：4.2mm D：4.8mm	B：2.4mm L：2.5mm
根分离	MB：5.0mm DB：5.5mm	B：3.0mm L：4.0mm
分叉顶	4.6mm	4.6mm
根下陷	M：0.3mm（94%） D：0.1mm（31%） P：0.1mm（17%）	M：0.7mm（100%） D：0.5mm（99%）
根表面积（全部根表面积百分比）	DB：91mm^2（19%） MB：118mm^2（25%） P：115mm^2（24%） 根干：153mm^2（32%）	M：162mm^2（37%） D：142mm^2（32%） 根干：134mm^2（31%）

* Bower（1979a，b），Gher & Dunlap（1985）；† Bower（1979a，b），Dunlap & Gher（1985）

表3 颈部釉突分类*

Ⅰ级	清楚的釉牙骨质界轮廓，且釉质突起朝向根分叉方向（<1/3的根干）
Ⅱ级	颈部釉突接近根分叉，但尚未接触（>1/3）
Ⅲ级	颈部釉突延伸入根分叉

* Masters & Hoskins（1964）

表4 颈部釉突发生率

研究	发生率	与FI关系
Masters & Hoskins（1964）	28.6%下颌牙；17%	上颌牙在下颌磨牙>90%与FI有关
Leib et al（1967）	25%下颌牙；22%	上颌牙无显著关系
Bissada & Abdelmalek（1973）	总体8.6%（5.9%上颌牙；10.4%下颌牙）	50%与FI有关
Hou & Tsai（1987）	45.2% 整体发生率	82.5%有FI的牙齿有CEPs，仅17.5%无FI的牙齿有CEPs
Mandelaris et al.（1998）	56.4%的下颌第一、第二磨牙	N/A*

N/A*：无

的牙本质构成。Everett（1958）第一个描述了分叉嵴发生率，报道了下颌第一磨牙中部分叉嵴发生率为73%，其中60%被认为是突出的。颊舌嵴在下颌磨牙的发生率为63%。Burch和Hulen（1974）报道了与之相似的76.3%的发生率。这些分叉嵴为成功的菌斑控制和根面预备设置了另外的一个障碍。Hou和Tsai（1997）调查了87颗下颌根分叉病变磨牙中根分叉病变与分叉嵴和颈部釉突之间的关系。他们的结果表明63.2%根分叉病变磨牙存在CEPs和分叉嵴，与下颌第二磨牙发生率（54.8%）相比下颌第一磨牙发生率（67.9%）更高。有CEPs和分叉嵴的下颌第一、第二磨牙与没有CEPs和分叉嵴的下颌第一、第二磨牙相比，两者的一些临床指标（牙周袋深度、临床附着水平、菌斑和牙龈指数）存在较大差异。

釉珠

釉珠发生率要比颈部釉质突起的发生率低。Moskow和Canut（1990）报道了其2.6%的发生率（1.1%~9.7%）。与CEPs相比，釉珠也是因为阻碍了结缔组织的附着成为根分叉病变的病因。

根分叉病变的诊断

发生率

关于成年牙周病患者中根分叉病变发生率的牙周病学文献报道极少。Bissada和Abdelmalek（1973）在一项埃及人种颅骨研究中报道根分叉病变磨牙发生率为30.9%。Nevins和Cappetta（1998）引用了Purisi 1980年关于83具尸体的未发表论文，提及29~35岁人群中其发生率为26%，在35岁以上人群中发生率为70%。Ross和Thompson（1980）报道了上颌磨牙发生率为90%，下颌磨牙发生率为35%。Becker 等（1984）报道了在560颗磨牙研究中根分叉病变发生率为42.3%。不同发病率的估判，部分缘于很难合理诊断根分叉病变的发生和其严重程度。

X线片

X线片有助于根分叉病变的诊断，但如果用它作为唯一手段的话，其作用价值有限，特别是对于早中期病变。Ross和Thompson（1980）报道X线片可以诊断出22%的上颌磨牙和8%的下颌磨牙根分叉病变。这之间的差异是由于上下牙弓骨密度的不同造成的。Hardekopf等（1987）报道X线“分叉区透光影”和上颌邻面Ⅱ度和Ⅲ度根分叉病变间存在密切联系。与Ⅰ度近中分叉病损的关系为19%，Ⅱ度为44%，Ⅲ度为55%。远中分叉区透光影的发生率为Ⅰ度12%，Ⅱ度30%，Ⅲ度52%。然而，作者强调了以X线片发现与临床证据结合来合理诊断根分叉病变程度的严重性。

探诊

在根分叉区牙周探诊的局限性尤为显著。Ross和Thompson（1980）报道单用临床检查方法仅可以探查出3%的上颌磨牙和9%的下颌磨牙根分叉病变。X线片和临床检查的联合应用可将上颌磨牙根分叉病变检出率提高到65%，但对于下颌磨牙仍只有23%检出率。Moriarty等（1988，1989）和Zappa等（1993）调查了用牙周探针诊断根分叉病变程度的可靠性。Moriarty等（1989）应用压力敏感探针在12例未经治疗的颊侧磨牙分叉区进行探诊穿刺检查后做组织学评估，证实根间探诊最深处并不能测量出根分叉病变区的真实牙周袋深度和附着水平。探针尖位于根分叉区邻面骨嵴顶下炎症结缔组织内平均达0.4mm。这提示探诊记录的测量值已伸入炎症结缔组织内，比实际的牙周袋要深。Moriarty等（1988）通过探诊检查80颗未经治疗磨牙的102个Ⅱ度或Ⅲ度根分叉病变来评估检查人员的可重复性。3位检测者用压力敏感探针对每个根分叉病损的8个位点进行测量。结果显示在上颌颊侧，下颌颊舌侧位点均有较高的可重复性。然而，水平方向的探诊是最难评估的且一致性差（102个根分叉病损仅有24个被3位检查者测量出）。而且，颊舌侧分叉区测量结果的可重复性会随着探诊深度的增加和根分离而有所降低。Zappa等（1993）质疑了根分叉病变和真实缺损深度临床测量结果的可信性。6位临床医生用Ramfjord和Hamp指数评估了12名患者的根分叉病损。手术中测量的数据表明，临床牙周探诊测量结果超过了实际缺损的深度。研究中应用的不同方法也会导致在评估根分叉病变程度时产生偏倚。

骨探诊

骨探诊和在局部麻醉下进行的穿龈测量可以更精确地测量骨轮廓而辅助诊断根分叉病变。Greenberg等（1976）报道骨探诊与手术测量相比亦可达到精确测量。联合应用X线片、弯的牙周探针或Nabers探针、骨探诊相结合可更好诊断根分叉病变（Kalkwarf & Reinhardt 1988）。

病因学和协同因素

除以上提到的解剖因素外，与根分叉缺损进展相关的其他病理性因素包括菌斑相关的炎症、𬌗创伤、牙髓病变、牙根纵裂和医源性因素（Newell 1998）。

菌斑相关性炎症

牙周炎症性疾病进展到分叉区会导致其间的骨吸收和根分叉缺损的形成。尚未发现根分叉区有何特殊的组织学特征，这表明它们只是已存在牙周袋的延伸（Glickman 1950）。

𬌗创伤

尽管还存在争议，咬合创伤已确定是根分叉缺损的可疑病因/协同因素。动物实验中伴有牙龈炎症的𬌗创伤会导致更多的牙槽骨缺失（Lindhe & Svanberg 1974），炎症存在的情况下，若磨牙负荷过重时会更容易增加分叉区骨缺损量。Glickman等（1961）报道分叉区是牙周组织中对𬌗力增加的敏感地带，且分叉区牙周纤维的排列方向使得炎症更容易扩散并对咬合力的增加更加敏感。Wang等（1994）报道松动牙和根分叉病变牙更容易丧失附着和被拔除。然而，Waerhaug（1980）却认为松动度增加是根分叉病变的晚期症状而非其病因。

牙髓病变

尽管牙髓病变在根分叉病变中所起的作用尚不清楚，但磨牙副根管的高发生率支持存在这种联系的可能性。Lowman等（1973）报道副根管在上颌磨牙发生率为55%，在下颌磨牙发生率为63%。Burch和Hulen（1974）报道76%的上下颌磨牙在根分叉区存在“开口”。Vertucci& Williams（1974）报道在他们的研究中45%的下颌第一磨牙有延伸至分叉区的副根管。另外，Kirkham（1975）报道在45颗上、下颌磨牙的根分叉区没有发现副根管的存在。Gutman（1978）报道上颌磨牙副根管发生率为29.4%，而下颌磨牙发生率为27.4%。

牙根纵裂

Lommel等（1978）报道牙根纵裂与快速局限性的牙槽骨丧失有关。如果裂痕延伸至分叉区就会发生根分叉病变。在这样的情况下预后一般都比较差。

医源性因素

修复体悬突会成为医源性诱发因素导致根分叉病变。Wang等（1993）在一项134名维护期患者的研究中报道有冠和邻面修复体的磨牙发生根分叉病变的百分比远高于无修复体的牙齿。仅有39.1%的未修复牙发生了根分叉病变，而52.8%的Ⅱ类修复和63%冠修复的磨牙都发现存在根分叉病变。

根分叉缺损的治疗

治疗根分叉病变磨牙的方法显示出不同的成功率。分叉区域治疗的目标与所有的牙周治疗相同：控制疾病进展，最终维持牙齿健康并在适度美学外形下行使功能。然而，形态学上的固有差异对多数已有治疗方法的有效性提出了严峻挑战。因此，为解决这些特殊的挑战也已经提出一些特殊的治疗方法。在一定情况下适当的治疗方法的选择取决于几个因素，并且在治疗开始前就必须进行认真评估。表5罗列出了治疗根分叉病变磨牙时必须考虑的不同方法和因素。

表5　根分叉病变磨牙治疗方法和需考虑因素

治疗方法	决定因素
1.开放和封闭牙体预备	1.根分叉等级
2.牙体形态	2.冠/根比；根长
3.开放清创（牙周袋消除）	3.根解剖/形态
4.隧道形成术	4.根分离程度
5.根切除术	5.牙齿应用价值
（a）截根术	6.残留牙松动度
（b）牙半切术	7.根管治疗的需要
6.分牙术（根分离）	8.修复体需求
7.再生方法（GTR，骨移植，BMPs）	9.邻近牙的牙周状况
8.拔除/种植体植入	10.维持口腔卫生的能力
	11.骨/能植入种植体的质量
	12.经济状况
	13.长期预后

闭合和开放的牙根预备

几个纵向研究已证实，彻底地根面清创是牙周治疗成功的关键。然而，在多根牙的治疗中已经有报道其有效性降低（Ramfjord et al. 1987；Kalkwarf et al. 1988）。与无根分叉病变对照组相比，专门评测非手术机械治疗后反应的研究显示，所有根分叉位点对非手术机械治疗的临床反应都更低（Nordland et al. 1987；Loos et al. 1988）。手术方法已报道可以提高去除牙石的有效率，但是重度沉积仍会遗留下来。Matia等（1986）对50颗治疗无望的下颌磨牙比较了伴或不伴手术情况下手动和超声治疗的有效率。20颗牙齿使用刮治器械，10颗伴有手术治疗、10颗不伴有手术暴露。20颗牙进行超声洁治，同样10颗伴有手术治疗而10颗不伴手术治疗，剩余的10颗牙作为对照。这些牙齿继而被拔除并通过立体显微镜对残余的牙石量进行评估。结果表明，在狭窄的根分叉区手术治疗比封闭的处理有效，手术暴露情况下超声治疗也比刮治更有效。然而，在手术治疗情况下也只有6/70的表面是没有牙石的。Fleischer等（1989）报道了相似的结果。尽管难以通过现有的方法去除所有牙石，但手术治疗和术者的经验被发现仍可以提高根分叉区域牙石去除的有效率。然而Wylam等（1993）发现非手术方法（93.2%的残留菌斑和牙石）和手术方法（91.1%）在去除分叉区牙石有效率上并没有统计学差异。

以上研究结果更进一步地揭示了牙齿形态学因素对治疗结果的影响。即便进入不是主要问题时，凹槽、嵴、颈部釉突的存在也导致治疗器械难以在根分叉区内操作。增加深牙周袋和根分叉区刮治和根面平整有效率的方法包括具有反射功能的光纤照明设备应用（Reinhardt et al. 1985）。这种方法可以显著提高有效率，但许多根面仍会有结石残留。Parashis等（1993）因此建议精修钻配合手术治疗是清理根分叉区最有效的方法。

多数评估磨牙根分叉区传统手术治疗和非手术治疗的研究均报道预后并非理想。表6总结了这些研究的结果。Ross和Thompson（1978）是唯一报道较低牙齿拔除率的研究。他们报道387颗上颌根分叉病变磨牙中88%都能够通过传统的治疗方法（不切除根或骨手术）保留5~24年。然而对这项研究的争议包括了根分叉病变分类等级的模糊，使用的检查工具限制了病变严重性的估计（#17号探针和牙周探针）。根据Newell（1998）的说法这项研究中的许多缺损都是早期或浅Ⅱ度根分叉病变。

表6　根分叉病变磨牙的长期预后

研究	时间	#牙数	失牙	
			WM[†]	全部
Hirschfeld& Wasserman（1978）	15~53年	1464	19.3%	31.4%
McFall（1982）	15~29年	163	27.3%	56.9%
Goldman et al.（1986）	15~34年	636	16.9%	43.5%
Ross & Thompson（1978）	5~24年	387	N/A[*]	12%
Wood et al.（1989）	10~34 年	164	N/A	23%
Wang et al. (1994)	8 年	87	N/A	30%

[†] WM：较好维护；[*] N/A: 无

牙体形态学修整

牙体形态学修整可以通过减少术后菌斑和碎屑的堆积以及提高患者口腔卫生措施效果来辅助治疗Ⅰ度或浅Ⅱ度根分叉缺损（Goldman 1958；Fleischer et al. 1989）。然而，如果去除过量的牙齿结构可能会导致牙齿敏感和根面龋。

开放性清创

浅Ⅱ度缺损会对开放性清创/袋消除术有所反应。“根分叉”手术应用骨修整和/或修整生理性骨轮廓和根向复位瓣术均有助于减少牙周袋深度（Hamp et al. 1975）。

隧道形成术

隧道形成术一般用于将Ⅲ度和深Ⅱ度根分叉病变转化为Ⅳ度根分叉病变，从而改善口腔卫生。Hamp等（1975）报道7颗Ⅲ度根分叉病变磨牙在隧道形成术后5年结果不尽人意。7颗牙中的3颗有大于3mm的探诊深度，7颗牙中的4颗（57%）由于继发根面龋而导致有3颗（43%）被拔除。Hellděn等（1989）则报道结果较好。在经隧道术治疗的149颗Ⅲ度根分叉病变磨牙中，他们报道在术后平均37.5个月后，大部分探诊深度都<3mm。10颗牙（7%）被拔除，7颗牙（5%）进一步做了根切除术。在保留牙中根面龋的发生率为17%（所有牙发生率为23.5%）。尽管这项研究中报道龋患率降低，与其他治疗方法相比较隧道形成术后根面龋的风险仍很高。比如，经常规手术治疗后暴露牙根面龋的发生率不到5%（Ravald & Hamp 1981）。

再生技术

已有一些研究评估了引导组织再生技术（GTR）在根分叉缺损治疗中的应用。多数研究报道在下颌Ⅱ度根分叉病变有较好结果（Pontoriero et al. 1987；Caffesse et al. 1990），而对下颌Ⅲ度根分叉病变（Becker et al. 1988；Pontoriero & Lindhe 1995）和上颌Ⅱ度根分叉病变（Metzler et al. 1991）的治疗结果并不理想。Pontoriero等（1987）比较了21例Ⅱ度根分叉缺损和16例Ⅲ度根分叉缺损的清创手术中ePTFE膜的应用效果。在接受ePTFE膜治疗组中67%的Ⅱ度根分叉缺损和25%的Ⅲ度根分叉缺损获得了完全的缺损关闭。然而，Ⅲ度根分叉缺损的结果在其他研究中并没有被重复出来。实际上，Pontoriero和Lindhe（1995）在稍后发表的文章中报道没有一例上颌Ⅲ度根分叉缺损获得缺损的完全关闭。Metzler等（1991）报道了一项在上颌Ⅱ度根分叉缺损的清创术中应用ePTFE膜的17例配对研究结果。伴以ePTFE膜组的硬组织改善并不肯定，两组在龈退缩、探诊深度或临床附着获得方面的数据也没有统计学差异。这些以及其他一些研究的结果限制了GTR在下颌以及上颌颊侧Ⅱ度根分叉缺损中的应用。Evans等（1996）回顾了50篇包括1016个根分叉缺损的文献以确定各种再生技术对Ⅱ度根分叉缺损的关闭率：包括骨替代移植，冠向复位瓣，引导组织再生屏障和翻瓣清创术。目前的文献报道中仅有50%的概率临床根分叉状况会有所改善，仅20%根分叉病损可以达到完全封闭，还有另外33%的缺损可以达到部分充填（由Ⅱ级变为Ⅰ级）。最好的结果是引导组织再生和骨移植的联合应用（91%全面改善），结果最差的是翻瓣清创术（15%全面改善）。作者总结说，如果将根分叉封闭作为治疗的首要目标，再生技术通常并不能达到此目标。

生长因子

近期，生长因子和骨形成蛋白（BMPs）在根分叉缺损治疗中显示出较好结果。动物实验显示比格犬下颌Ⅲ类根分叉缺损在使用血小板源性生长因子-BB（Park et al. 1995）和成骨蛋白-1（Giannobile et al. 1998）后获得了明显再生。Park等（1995）报道在使用PDGF-BB 8周和11周时Ⅲ类根分叉位点有明显的新骨和牙周韧带形成。在11周的时候，与单独使用GTR方法骨充填量达到60%相比，其新形成的骨充填了87%的缺损区。Giannobile等（1998）报道在手术造成的Ⅲ类根分叉缺损模型上，与使用胶原载体的清创术和单独清创术相比，胶原载体搭载的人成骨蛋白-1（OP-1，7.5mg/g）可明显获得更多的新骨、牙骨质和牙周韧带形成。在第一个生长因子的人类学研究中，Howell等（1997）报道根分叉位点联合应用血小板源性生长因子和胰岛素样生长因子会获得最佳结果。这些和其他一些试验都已证实了生长因子和BMPs在根分叉区有更好的再生潜能，但是还需要更多的试验来充分证实这些生物调节剂在治疗人类根分叉缺损中的作用。

牙根切除术

根据是全部或部分手术去除患牙根可分为截根术或半牙切除术。截根术是指将多根牙中的一个根切除，而半牙切除术是指多根牙在截去一个患根的同时将与其相连的那部分牙冠一并移除（美国牙周病协会 1992）。尽管种植牙技术已使临床上截根术的使用有所减少，但其在一些情况下仍是一种有效的选择。表7列出了根切除技术的禁忌证和适应证。

不同的研究已经评估了牙根切除术在治疗根分叉病变方面的有效性。Bergenholtz（1972）报道了45颗牙在牙根切除术后的长期结果（21颗牙术后2~5年，17颗牙术后5~10年）。仅有3颗（6%）牙被拔除，2颗是因为牙周方面的因素，1颗是因为牙体方面的因素。Hamp等（1975）评估了310颗存在不同程度根分叉病变的多根牙，其中有135颗在初次治疗时即被拔除。在保留下来的牙中，32颗接受了刮治和根面平整术，49颗进行了根分叉手术，7颗进行了隧道形成术，87颗进行了根切除术。根切除术的牙均得以保存，仅有5颗牙表面被检测出有龋坏。作者将他们的成

表7　根切除术适应证和禁忌证

适应证	禁忌证
1.Ⅱ度或Ⅲ度根分叉病变	1.余留根骨量不足或解剖因素较差（根柱长，融合根）
2.设计一个或两个根的严重骨缺失	2.邻面骨高度明显有差异
3.根裂，穿孔，吸收或深根面龋	3.保留根无法修复/行根管治疗
4.根与邻牙接近	
5.根管治疗失败或不通/钙化根管	

功归功于清除了根分叉的菌斑滞留区，细致的口腔卫生宣教和定期的维护治疗。Klavan（1975）报道接受了根切除术的34颗上颌磨牙中仅有1颗牙在术后3年由于牙周脓肿被拔除。Erpenstein（1983）报道34颗牙根切除术后的牙齿在术后4~7年仅有3颗（9%）因为牙周原因被拔除（2颗因为牙周袋，1颗因为过度松动）。

与此相反的是，在其他研究中较少报道这样好的结果。Langer等（1981）回顾性评估了100颗根切除术磨牙的成功率（50颗上颌牙，50颗下颌牙）。仅有6%的牙齿在术后4年失败，并在第一个5年增加到了15.8%，又在10年后增加到了38%，提示84%的失败病例发生于术后5年内。进展性牙周破坏占了失败病例的26.3%（10颗牙）。其他导致失败的原因包括根裂（47.4%，25颗牙），牙髓问题（18.4%，7颗牙）和水门汀流失（7.9%，3颗牙）。下颌牙的失败率约为上颌牙的2倍（25颗对13颗），根裂是下颌牙失败的首要原因（15/25），而牙周破坏是上颌牙失败的首要原因（7/13）。Bühler（1988）报道了28颗根切除术患牙10年后的失败率。结果显示，在最初的4年内没有失败案例的发生，5~7年内有10.7%（3颗牙）发生了失败，共有32.1%（9颗牙）在10年后发生了失败。

Carnevale等（1991）报道了一项关于488颗根切除术牙回顾性研究的结果。62%（303颗牙）追踪了3~6年，38%（185颗牙）追踪了7~11年。结果有28颗牙（5.7%）失败，其中丧失了18颗牙（4%）。最常见的失败原因是根裂，其次是龋坏。牙周破坏仅造成了3颗牙的失败。与Langer等（1981）和Bühler（1998）不同的是大部分的失败都发生在早期（3~6年组）而非晚期（7~11年组）。作者将高成功率归因于理想的口腔卫生方案和维护期规律的回访。Carnevale等（1998）进行了更近期的调查，报道10年后根切除术的成功率为93%。仅12/175（7%）颗牙被拔除，4颗由于牙髓原因，3颗由于根面龋，3颗由于牙周原因，2颗由于根裂。

评估根切除术长期疗效的研究结果表明成功率在62%~100%间。报道的失败多数并不是牙周性的，牙周导致的失败仅占0~10%。由于牙髓并发症和根裂是失败的常见原因，影响根切除术结果的因素包括：（1）根管系统未闭；（2）咬合力；（3）缺牙区跨度；（4）根的长度、宽度和形状（Nevins & Cappetta 1998）。表8总结了根切除术治疗研究的结果。

修复注意事项

由于根切除术后产生的特殊解剖学特征，在进行术后磨牙修复的过程中需要考虑到几个因素。由于跟多数单根牙相比磨牙的近远中径窄，而颊舌径宽（Gher & Vernino 1980），牙齿预备的设计需要进行改良。尽管在切除时想要将残边完全移除是很难实现的，预备边缘过程中预备出平滑的边缘对创建一个利于菌斑控制的环境仍是非常重要的。Newell（1991）报道30%进行根切除的磨牙都会有残留的龈下根或壁。未将根分叉处的嵴及凹槽完全去除则会造成菌斑残留因素，从而导致牙周缺损复发（Nevins & Cappetta 1998）。另外，应尽可能减少桩和核的使用来减少根裂的风险（Abou-Rass et al. 1982），而且，应当设计窄咬合面和减低牙尖斜率的咬合方案来减少过多的殆负载（Newell 1998）。

髓腔内种植体

考虑到报道中髓腔内种植体的可预测性和高成功率（Adell et al. 1981；Buser et al. 1991；Enquist et al. 1995），以及上文中所提到的根切除术成功率的多变性，就提出来牙周病变的磨牙拔除后单独种植是否比根切除术更好的问题。然而，由于试验设计的不同这两种方法的直接比较是很难进行的。研究报道单个种植牙成功率仍有局限性，而且这些磨牙在数量上也少（表9）。

Becker和Becker（1995）回顾性报道了22例患者的24颗磨牙在术后平均两年的回访成功率为95.7%。Balshi报道（1996）在47位患者的研究中98.6%的成功率，其中22人在磨牙区植入一颗种植体，25人在磨牙区植入两颗种植体。Bahat和Handelsman（1996）在一项关于45位患者在下颌后牙区植入59颗种植体（54颗磨牙种植体）后平均16个月的回访研究里成功率为96.3%。Levine等（1997）报道了94颗磨牙区种植体在术后平均1年的时间里成功率为96.8%。这些研究显示单颗磨牙种植体在术后较短

表8 评估根分叉病变磨牙根切除术研究结果

研究	# 病例	时间 （年）	全部 失效	牙周	牙髓	根 根裂	龋坏
Bergenholtz（1972）	45	2~10	3（6%）	2	1	—	—
Klavan（1975）	34	3	1（3%）	1	—	—	—
Hamp et al.（1975）	87	5	0	—	—	—	—
Langer et al.（1981）	100	10	38（38%）	10	7	18	3
Erpenstein（1983）	34	4~7	7（20.6%）	1	6	—	—
Bühler（1988）	28	10	9（32%）	2	5	1	1
Carnevale et al.（1991）	488	3~11	28（5.7%）*	3	4	12	9
Carnevale et al.（1998）	175	10	12（7%）	3	4	2	3

* 失牙数为18颗（4%）

表9 评估磨牙区单个牙种植体的研究*

研究	时间	#磨牙种植体	失败
Becker & Becker（1995）	2年	24	1
Balshi et al.（1996）	3年	22	1
Bahat & Handelsman（1996）	16个月（平均）	54	2
Levine et al.（1997）	12个月（平均）	94	3

* 20个或更多种植体的研究

表10 基于病变等级的根分叉病变磨牙治疗方法

Ⅰ类	● 洁治和根面平整术 ● 牙体形态学修整
Ⅱ类	● 洁治和根面平整术 ● 牙体形态学修整 ● 开放清创/根分叉手术 ● GTR（下颌磨牙） ● 根切除术 ● 隧道形成术 ● 拔牙/种植体植入
Ⅲ类	● 开放清创/根分叉手术 ● GTR（成功率不可靠） ● 根切除术 ● 隧道形成术 ● 拔牙/种植体植入

时间的随访中有高成功率。然而，需要更多的长期前瞻性对照研究来进一步证明它们在牙周炎患者中的长期效果。

结论

治疗根分叉病变的不同方法可显示出不同程度的成功，提示方法的选择取决于几个相互关联的因素。要想获得成功的治疗，必须理解根分叉区特殊解剖和形态学及这些特征带来的限制。基于不同程度根分叉病变治疗策略的总结见表10。

参考文献

［1］Abou-Rass, M., Jann, J. M., Jobe, D. & Tsutsui, F. (1982) Preparation of space for poting: Effect on thickness of canal walls and incidence of perforation in molars. Journal of the American Dental Association 104, 834–837.

［2］Adell, R., Leckholm, U., Rockler, B. & Brånemark, P-I. (1981) A 15-year study of osseointegrated implants in the treatment of the edentulous jaw. International Journal of Oral Surgery 10, 387–416.

［3］American Academy of Periodontology (1992) Glossary of periodontal terms, 3rd edition. Chicago, Illinois. Bahat, O. & Handelsman, M. (1996) Use of wide implants and double implants in the posterior jaw: A clinical report. International Journal of Oral and Maxillofacial Implants 11, 379–386.

［4］Balshi, T. J., Hernandez, R. E., Pryszlak, M. C. & Rangert, B. (1996) A comparative study of one implant versus two replacing a single molar. International Journal of Oral and Maxillofacial Implants 11, 372–378.

［5］Becker, W., Berg, L. & Becker, B. E. (1984)The long term evaluation of periodontal treatment and maintenance in 95 patients. International Journal of Periodontics and Restorative Dentistry 4, 54–71.

［6］Becker, W., Becker, B. E., Berg, L., Prichard, J., Caffesse, R. & Rosenberg, E. (1988) New attachment after treatment with root isolation procedures: report for treated class III and class II furcations and vertical osseous defects. International Journal of Periodontics and Restorative Dentistry 8, 9–23.

［7］Becker, W. & Becker, B. E (1995) Replacement of maxillary and mandibular molars with single endosseous implant restorations: A retrospective study. Journal of Prosthetic Dentistry 74, 51–55.

［8］Bergenholtz, A. (1972) Radectomy of multirooted teeth. Journal of the American Dental Association 85, 870–875.

［9］Bissada, N. F. & Abdelmalek, R. G. (1973) Incidence of cervical enamel projections and its relationship to furcation involvement in Egyptian skulls. Journal of Periodontology 44, 583–585.

［10］Booker, B. W. & Loughlin, D. M. (1985) A morphologic study of the mesial root surface of the adolescent maxillary first bicuspid. Journal of Periodontology 56, 666–670.

2002; 29: 103–107

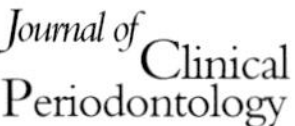

激光多普勒研究骨膜刺激后牙龈血流量的变化

A laser Doppler study of gingival blood flow variations following periosteal stimulation

Ambrosini P, Cherene S, Miller N, Weissenbach M, Penaud J

李成章 审　李明丽 译

摘要

目的：评估骨膜刺激后人牙龈血流量的变化。

材料与方法：激光多普勒常用于测量牙龈血流量（GBF）。通过间隔1周的比较测量，验证该技术的可重复性。通过记录注射含有血管收缩剂麻药前后的GBF，验证该技术的灵敏度。最终，在牙龈移植前，有12名患者纳入到骨膜刺激前及刺激后第8天GBF测量的研究。

结果：激光多普勒准确地测量了GBF。第0天和第7天的测量结果没有统计学差异（P=0.60）。在注射含有血管收缩剂的麻药之后，激光多普勒记录到GBF的急剧减少（P=0.04）。接受骨膜刺激的患者，从刺激前到刺激后1周，GBF在统计学上有显著增加（P=0.02）。

结论：骨膜刺激引起1周后GBF的显著增加。

关键词：牙龈，血管化，激光多普勒，牙龈移植

牙龈缺陷可以通过不同的外科手术来纠正。Sullivan和Atkins（1968）概述了牙龈移植的原则。Miller（1985）描述了各种手术过程，从而改进了手术结果。在第一个治疗阶段，受区的血管化是移植存活重要的决定因素。Melcher和Accursi（1971）断言，手术创伤刺激包括骨膜在内的全厚瓣。Goldman和Smukler（1978）详细地描述了这样一个手术过程，即术前刺激骨膜，以引起拟手术位点的新内皮增殖。Bori（1985）开发了一种骨膜激活的方法，这种方法使在未来膜龈受区诱发新生血管形成时，避免了皮质骨的渗入。所有这些作者都肯定地认为术前刺激是可取的。然而，他们的观点主要是受临床印象的支持。并且在刺激后，尚无任何临床或组织学的证据证实牙龈血管的变化。

目前有多种方法用于测量牙龈血流量（GBF）：包括在龈缘应用至关重要的显微镜（Stapple 1955; Forsslund 1959）；在动物颈内动脉植入微球（Vandersall & Zander 1967）；注入放射性同位素和放射性标记的微球（Hock et al. 1980; Kaplan et al. 1982）和高速摄影（Hock & Nuki 1976）。其中大部分都是侵入性的或者不适合人类的。激光多普勒流量测量（LDFM）允许非侵入式测量，从而有可能观察到疾病或者药物相关产物的血流变化。Baab & Öberg（1987）用它来演示吸烟者在吸烟过程中和吸烟10min后牙龈血流量（GBF）的变化。Ketabi和Hirsch（1997）已经表明，在注射含有血管收缩剂的麻药后GBF减少，并且这种变化在吸烟者中比在非吸烟者中持续时间更长。

本研究以拟接受牙龈移植的患者为研究对象，旨在通过LDFM证实人GBF测量的可重复性，以及评估骨膜刺激后GBF的变化。

材料与方法

13例患者（8女性、5男性），22~60岁，就诊于法国南锡大学的口腔诊所，招募参加此研究。排除标准是有任何的系统性疾病、怀孕、高血压或者血液病病史。纳入标准是牙龈的质和量，以及易于获取。这些患者牙周组织健康，无炎症的临床指征，探诊不超过3mm，或者探诊无出血（BOP=0）。选取他们每个人特定的牙龈位点作LDFM。LDFM用来自Perimed（Perimed-Sweden）的PF2B模型。红色的氦氖激光射线，易于红细胞吸收，波长632.8nm。将其垂直地应用到PF316探测的外径为1.5mm的牙龈表面。光纤发出的一束激光，可以冲击通过牙龈的红细胞，并且反射出一个变化的频率：这就是多普勒效应。另一光纤捕捉这一反射的光束。光信号转换成电信号，通过图形记录它们振幅的变化。因此就有可能量化生命组织中的血液量。

为了检查其可重复性，要用个别夹板来精确地定位探针，使之垂直于牙龈。直径2mm的塑料电子管，加入丙烯酸，以此确保探针的位置。在牙龈乳头及牙龈的相邻位点放置多个电子管，以在同一区域测量多个位点。然后该夹板用黏性介质的黑色有机硅弹性体重衬（Eurogum-Laboratoire

Spad. France），以稳定夹板，限制光线的衍射。

夹板和电子管的置入首先会导致血管舒张，所以要求患者静坐，直至血流量恢复正常。该仪器可以设置成不同的强度，从而改变其灵敏度。设置一次记录只能测量一个位点。测量是瞬间的，图形记录的速度是6cm/min。结果保存持续数分钟。

记录的可重复性

所有的测量在同一房间、由同一检查者、在相似的条件下进行。对13名患者的24个位点进行原始记录，8天后重复记录以证实其可重复性。

LDFM检测血液变化

一个试验性研究用于证实LDFM测量GBF变化的可能。7名患者注射含有血管收缩剂的1mL局麻药（2%肾上腺素的利多卡因，Spad France），对其注射前后的GBF进行测量。

骨膜刺激对GBF的影响

该组有12名患者。在注射局麻药之后，用完成麻醉的注射器针头，来观察3mm间隔的影响。从龈缘到牙槽黏膜的刺痛感所覆盖的表面比移植区域要大很多。因此，骨膜由于通过牙龈的反复穿刺而受损。这种刺激仅仅花费几分钟的时间，有时之后会有少量的出血，不久就会自行停止。总之，在牙龈移植的前一周会刺激这12个位点。在刺激前和刺激后的第8天，同时也是在移植之前，会对GBF进行测量。

数据分析

用非参数的Wilcoxon t秩检验来分析数据。这些数据非正态分布，因此平均结果是用一个范围来表示，而不是用平均值或者标准差。P值根据Schwartz（1969）提供的方法进行计算。

结果

记录的可重复性

表1对第0天和第7天GBF的测量结果进行比较。第0天和第7天测量结果中位数的差异是0（P=0.60）。提出一个假设：第0天和第8天没有显著差异。图形记录的直接观察表明：对同一患者的同一位点，图形是相似的。即轨迹在同一小范围内变化，而且变化非常小（图1）。

LDFM对血流变化的灵敏度

表2展示了在注射含有血管收缩剂麻药前后的LDFM。每一个病例，在注射含有血管收缩剂的麻药之后，LDFM都有减少（P=0.04）。从基线可以观察到血液流量减少68%。

表1 多普勒测量13例患者（慢性牙周炎）的24个对照位点的基线和第8天水平；LDFM的测量回归原始值；基线和第8天的LDFM测量结果无显著差异；LDFM是可重复的

患者	基线测量	D+8测量	Δ=（D0–D+8）
CP1	26	26	0
CP2	45	45	0
CP3	60	60	0
CP4	35	35	0
CP5	80	75	5
CP6	25	20	5
CP7	55	55	0
CP8	46	50	–4
CP9	50	50	0
CP10	45	50	–5
CP11	76	80	–4
CP12	30	30	0
CP13	85	80	5
CP14	68	65	3
CP15	22	22	0
CP16	65	70	–5
CP17	65	70	–5
CP18	55	55	0
CP19	40	45	–5
CP20	10	12	–2
CP21	40	50	–10
CP22	20	18	2
CP23	20	20	0
CP24	26	26	0

P=0.60

骨膜刺激对牙龈血流量的影响

表3展示了骨膜刺激前后LDFM的变化。平均增加20个单位（从4到20不等）。此差异有统计学意义（P=0.02）。差异变化很大，从基线的15%到180%。

讨论

LDFM是一项简单且非侵入性的技术，能够直接、持续地观察血流正在进行的变化。皮肤科已经将此技术用于皮肤和黏膜以确定相关部位血流变化（Juliusson & Bende 1987；Speight & Farr 1993）。牙科的应用包括牙髓血管的LDFM（Ramsay et al. 1991），正畸治疗对血流量的影响评估（Yamaguchi et al. 1991），以及龈沟血流量变化的研究（Hinrich et al. 1995）。

该研究表明，由于以一周为间隔在同一位点做记录，结果几乎相同。所以，该方法可获得极其可重复的结果。然而，从目前来看，分析一个患者全身的GBF抑或甚至是比较一个患者两个相邻位点的GBF仍是不可能的，因为血流量受结缔组织的厚度和不同血管的局部分布影响，所以，血流量有个体差异性，但是同时在位点之间也有不同。但是，低LDFM是否会不利于牙龈移植，而这又能否通过骨膜刺激来改变，将会是一个很有意义的问题。

LDFM不仅有很好的可重复性，而且似乎很灵敏，因为原始血流量与注射含有血管收缩剂的麻药之后的血流量之间有71%的减少量。这些数据证实了Hinrich等（1995）、Ketabi和Hirsch（1997）的结果。他们提到，在注射含有血管收缩剂的局麻药之后，数值会有大幅度的降低

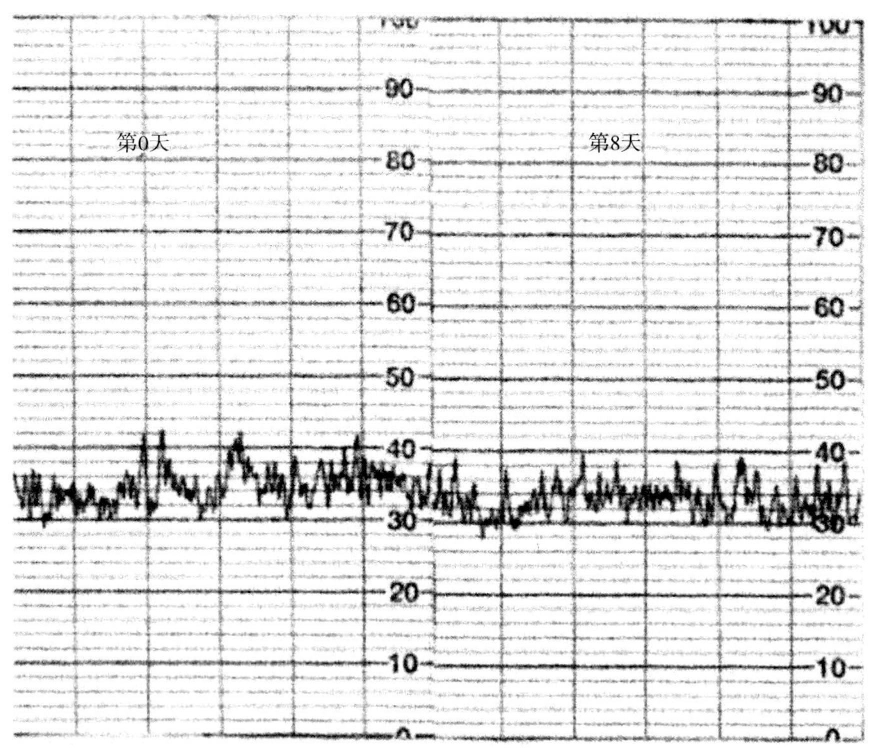

图1 GBF图形记录的示例，在第0天和第7天对同一患者进行LDFM。这两个图形变化很小

的LDFM观察到了变化。Gazelius等（1986）检测了人类健康的牙齿，将其与受过意外创伤的牙齿或者接受过牙髓治疗的牙齿作比较。LDFM明显地减少使他们建议将LDFM作为诊断牙髓活力的方法。

在作者看来，目前尚无研究用LDFM来评估骨膜刺激对局部血管化的影响。Goldman和Smukler（1978—1983）以及Cattabriga（1981）推荐在牙龈移植之前进行骨膜刺激。Goldman和Smukler（1983）是基于对狗的实验得出的结论。首先，刺激实验位点，不刺激对照位点。然后，对于在手术之前造成的牙龈退缩，通过侧向转位瓣治疗。组织学的分析表明，对刮治和根面平整后的牙根进行骨膜刺激，可以促进纤维进入新生牙骨质而形成新附着。这似乎是唯一一篇关于骨膜刺激影响的组织学报告，

表2 7名患者在基线和接受局麻药（AP）之后的LDFM；局麻药使GBF降低；平均下降40，从19到55不等

患者	基线测量	麻醉后	Δ=（刺激–基线）
AP1	60	20	40
AP2	25	6	10
AP3	30	10	20
AP4	55	12	43
AP5	75	20	55
AP6	40	15	25
AP7	75	35	40

P=0.04

表3 12位试验者（EP）基线和刺激后的第8天多普勒测量结果；骨膜刺激使LDFM升高

患者（n=12）	基线测量	刺激后D–D+8	Δ=（刺激–基线）
EP1	50	66	16
EP2	26	30	4
EP3	50	80	30
EP4	25	45	20
EP5	40	70	30
EP6	10	24	14
EP7	46	60	14
EP8	12	20	8
EP9	30	85	55
EP10	65	90	25
EP11	25	45	20
EP12	45	65	20

P=0.02

（25%~80%）；并且规定是由于以下因素引起的，比如：注射位点和LDFM位点之间距离的不同，组织的厚度或者针刺入厚度的不同。Ketabi和Hirsch（1997）对3位受试者的研究表明，注射0.5mL含有1/80000肾上腺素的利多卡因溶液将使数据较少30%。

Meekin等（2000）试图确定吸烟对牙龈相对血流量的影响，并将之与皮肤的血流量作比较。他们在两组之间没有发现明显的差异。与非吸烟者或者重度吸烟者相比，轻度吸烟者前额皮肤的相对血流量有显著的增加。这就意味着，普通吸烟者有潜在的诱导耐受作用。

牙龈的改变与牙髓中可见的改变是相似的。Pitt-Ford等（1993）和Odor等（1994）都用放置有夹板

但是没有描述在刺激之后、组织移植之前产生的血管变化。刺激和膜龈手术之间的必要延迟目前仍在讨论中。Goldmann和Smukler（1983）推荐延迟3周，Benque等（1983）和Bori（1985）推荐延迟2周，Cattabriga（1981）推荐延迟20天。本研究，在刺激后1周做LDFM，从原始记录有

系统性的增加。不同时间间隔测量，使我们能够确定骨膜刺激最佳的时间点。

随着LDFM的发展，它已经有大量的应用。它已经用于塑料和在重建手术中被用来监测皮瓣和移植组织的血管改建（Jones & Mayou 1982；Svensson et al. 1992）。正如多普勒激光系统在有明显的临床症状出现的数小时之前就可以观察到血管化的变化一样，该设备可以提供警报来提醒血供不足（Hellner & Schmeize 1993）。LDFM也用于监测烧伤的愈合（Brown et al. 1998）；不仅可以反复检查伤口的整个表面，而且活检提供的精确数据证实，它也可以精确地评估烧伤的深度（Niazi et al. 1993）。

总之，就目前而言，LDFM在膜龈手术中的应用被认为是一种试验性的技术。它使我们能够研究由药理或者重建（如放置膜）变化引起的血管改建。然而，LDFM也有可能成为临床工具，来促进一些事物的进行，比如：通过评估血供来判断根面覆盖的预后。本研究中，骨膜刺激后的第7天，LDFM清楚地表明血流量增加。

参考文献

[1] Baab, D. A. & Öberg, P. A. (1987) The effect of cigarette smoking on gingival blood flow in humans. Journal of Clinical Periodontology 14, 418–424.

[2] Benqué, E., Brunel, G., Gineste, M., Colin,L., Duffort, J. F. & Fonvielle, E. (1983) Les rècessions gingivales. Journal de Parodontologie 2, 207–241.

[3] Bori, J. E. F. (1985) Le lambeau épitheˊlioconjonctivo-ostéo-périosté. Journal de Parodontologie 4, 295–300.

[4] Brown, R. F. R, Rice, P. & Bennett, N. J.(1998) The use of laser Doppler imaging as an aid in clinical management decision making in the treatment of vesicant burns. Burns 24, 692–698.

[5] Cattabriga, M. (1981) The stimulation of the periosteum in the treatment of localized recession. Dental Cadmos 49, 21–26.

[4] Forsslund, S. G. (1959) The structure and fonction of the capillary system in the gingiva in man. Acta Odontologica Scandinavica 17, S1–144.

[5] Gazelius, B., Olgart, L., Edwall, B. & Edwall, I. (1986) Non invasive recording of blood flow in human dental pulp. Endodontic Dental Traumatology 2, 219–221.

[6] Goldman, H. M. & Smukler, H. (1978) Controlled surgical stimulation of periosteum. Journal of Periodontology 10, 518–522.

[7] Goldman, H. M. & Smukler, H. (1983)Stimulated osteoperiosteal pedicle grafts in dogs. Journal of Periodontology 54, 36–43.

[8] Hellner, D. & Schmeize, R. (1993) Laser Doppler monitoring of free microvascular flaps in maxillofacial surgery. Journal of Cranio Maxillo Facial Surgery 21, 25–29.

[9] Hinrich, J. E., Jarzembinski, C., Hardie, N. & Aeppli, D. (1995) Intrasulcular laser Doppler readings before and after root planing. Journal of Clinical Periodontology 22, 817–823.

[10] Hock, J. & Nuki, K. (1976) Erythrocyte velocity in vascular networks of young non-inflamed dog gingiva. Journal of Dental Research 55, 1058–1060.

[11] Hock, J., Nuki, K., Schlenker, R. & Hawks, A. (1980) Clearance rates of Xenon-133 in non-inflamed and inflamed gingiva of dogs. Archives of Oral Biology 25, 445–449.

[12] Jones, B. M. & Mayou, B. J. (1982) The laser Doppler flowmeter for microvascular monitoring: a preliminary report. British Journal of Plastic Surgery 35, 147–149.

[13] Juliusson, S. & Bende, M. (1987) Allergic reaction of the human nasal mucosa studied with laser Doppler. Journal of Clinical Investisement 80, 890–895.

[14] Kaplan, M. L., Jeffcoat, M. K. & Goldhaber, P. (1982) Blood flow in gingiva and alveolar bone in beagles with periodontal disease. Journal of Periodontal Research 17, 384–389.

[15] Ketabi, M. & Hirsch, R. S. (1997) The effects of local anesthesic containing adrenaline on blood flow in smokers and non smokers. Journal of Clinical Periodontology 24, 888–892.

[16] Meekin, T. N., Wilson, D. A., Scott, D. A. & Palmer, M. I. R. (2000) Laser Doppler flowmeter of relative gingival and forehead skin blood flow in light and heavy smokers during and after smoking. Journal of Clinical Periodontology 27, 236–242.

2003: 30: 1–8

Journal of Clinical Periodontology

单独应用GTR与GTR联合无机骨基质植骨对治疗Ⅲ度根分叉病变效果的临床与影像学评价

Clinical and radiographic treatment evaluation of class Ⅲ furcation defects using GTR with and without inorganic bone matrix

Palioto DB, Joly JC, de Lima AFM, Mota LF, Caffesse R

栾庆先 审　寇玉倩 译

摘要

目的： 评价单独应用引导性组织再生术（GTR）与GTR联合牛的无机骨基质植骨术对治疗根分叉病变的疗效。

材料与方法： 本研究对18名35~75岁年龄段的不吸烟患者20颗牙的Ⅲ度根分叉病变进行了治疗，分别测量基线和6个月后再次手术翻开时的水平临床附着丧失（CAL-H）、垂直临床附着丧失（CAL-V）、探诊深度（PD）、龈缘水平（GML）、水平骨缺损水平（BDL-H）、垂直骨缺损水平（BDL-V）以及牙槽嵴顶水平（ACL）。

通过数字减影技术评估骨密度的增高或降低以及基线和6个月时的骨量的变化。

翻瓣术后，20例根分叉病变被随机分为接受GTR+Bio-Oss手术（试验组）和单独应用GTR（对照组）两组，对其结果进行方差分析。

结果： 在对照组中，基线和再次手术翻开时的探诊深度（PD）、牙槽嵴顶水平（ACL）（$P<0.05$）以及龈缘水平（GML）（$P<0.05$）均有显著的统计学差异；试验组中，基线和再次手术翻开时的垂直骨缺损水平（BDL-v）（$P<0.01$）有显著的统计学差异。试验组中，6个月后的牙槽嵴顶水平（ACL）有所增加，而对照组中牙槽嵴顶水平（ACL）有所下降（$P<0.01$），骨密度和骨量均未观察到差异。

结论： 单独应用GTR与GTR联合植骨术在治疗Ⅲ度根分叉病变的效果均难以预测。

关键词： 引导性组织再生术，植骨术，根分叉病变，数字减影技术

专家点评

Ⅲ度根分叉病变的治疗效果受包括解剖因素、缺损范围等多种因素的影响。临床上普遍预后较差，治疗结果的可预测性较低。本研究对单独应用GTR及GTR联合植骨术治疗Ⅲ度根分叉的治疗效果进行临床和影像学的评估，其结果显示两种方法在治疗Ⅲ度根分叉病变中均有一定的效果，各项临床参数均表示牙周组织有了一定的恢复，GTR联合植骨术中有3个位点的根分叉位点缺损范围减小，但是GTR联合植骨术并没有显示出更多的优势。因此，在临床工作中，对Ⅲ度根分叉病变应慎重选用再生治疗的方法。

牙周炎是目前最常见的口腔疾病之一（Brown et al. 1989，1990）。随着牙周炎的进展，牙周组织将会发生以结缔组织附着丧失及牙槽骨吸收为特征的一系列的形态及组织方面的改变，对牙列的完整性及患者的身心健康都会产生不良影响（Page & Schroeder 1976；Selvig & Hals 1977）。

牙周治疗的目标是使牙周组织破坏停止，使牙周炎造成的已破坏的牙周支持组织得以重建，恢复其结构和功能。引导性组织再生术（GTR）是治疗因牙周炎引起组织缺损的一种有效方法（Nyman et al. 1982；Karring et al. 1985；Caffesse et al. 1988），其原理是在牙周手术中利用膜性材料作为屏障，阻挡牙龈上皮和牙龈结缔组织在愈合中向根面快速的生长，并提供一定的空间，引导具有再生能力的牙周膜细胞优先占领根面（Gottlow et al. 1986）。

对于Ⅱ度根分叉病变（Pontoriero et al. 1988；Caffesse et al. 1990）和角形吸收（Gottlow et al. 1986；Becker et al. 1988；Cortellini et al. 1993a，b），GTR有利于大量新生牙骨质、新生的牙周膜纤维以及新生牙槽骨的形成（Caffesse et al. 1990）。而在更为严重的缺损中，如Ⅲ度根分叉病

变，此种方法的效果难以预测，并且在动物（Caffesse et al. 1994；Araujo et al. 1996）和人体（Pontoriero et al. 1989；Pontoriero et al. 1992）研究中出现了互相矛盾的结论。

不同性能的骨替代品用于植骨术中有利于牙周组织损伤的再生和修复（Urist et al. 1967；Harakas 1984；Meffert et al. 1985；Bowers et al. 1989；Mellonig 1990；Kokubo 1991；Brunsvold & Mellonig1993；Caton et al. 1994；Yukna 1993）。在所有的骨替代品中，由于矿物骨基质的晶状结构与人类骨骼类似而被认为是能够提高骨引导能力的优良材料（Spector 1994）。

将引导性组织再生手术与植骨术联合应用，植入的骨材料可防止GTR术中生物膜的塌陷，并作为支架有利于再生细胞的生长，发挥植骨术和引导性组织再生术的共同优势（Guillemin et al. 1993；Wallace et al. 1994），相比于单独使用这些技术，可能进一步提高再生治疗的效果（Schallhorn & McClain 1988；Schultz & Gager1990）。治疗Ⅲ度根分叉病变，尤其在人体研究中其可预测性较低，决定了评估两者结合是否能获得更好效果的必要性。

本研究的目的是从临床和影像学两个方面评价单独使用不可吸收膜的GTR与GTR联合牛的无机骨基质植骨术对治疗Ⅲ度根分叉病变的疗效。

材料与方法

本随机对照研究共纳入了21名35~75岁年龄段的慢性牙周炎患者，其中11名女性、10名男性，且所有患者均在坎皮纳斯大学的综合诊所接受治疗。本临床研究经口腔研究科学院中的伦理委员会批准后开始实施。所选患者均全身健康，没有系统性疾病，不吸烟并且在近6个月中没有应用药物治疗牙周炎的病史。所有符合标准并同意参加此研究的患者均签署了知情同意书。每一名患者口内都至少存在一个Ⅲ度根分叉病变的位点，其中两名患者左右双侧均存在Ⅲ度根分叉病变。两个根分叉病变位点在翻瓣术后被剔除，第3个位点被剔除的原因是在6个月后发生了牙周牙髓联合病变。因此，最终有18名患者的20个根分叉病变完成了最终评价。下颌第一、第二磨牙的贯通性缺损通过临床探诊检查评价。要求根分叉病变部位应至少存在2mm的角化龈宽度、至少5mm的探诊深度、牙髓治疗至少在5年之前，并且至少有一侧的骨嵴顶位于根分叉穹隆处或更高的水平。试验组（n=10）的患者应用不可吸收膜的GTR联合牛的无机骨基质植骨术进行治疗，对照组（n=10）的患者单独应用GTR治疗，所有的手术均由同一名术者完成，并且由一名不知情的测量者进行数据的测量。

在治疗开始之前，分别测量试验组和对照组的菌斑指数和牙龈指数，用来评估所有牙的近远中以及颊舌（腭）面的出血情况以及菌斑的存在情况。手术2个月前，先进行了包括洁治、刮治和根面平整、调殆、去除龋病及充填体悬突等菌斑滞留因素的基础治疗。手术前，所有患者口腔内的菌斑指数（PI）和牙龈指数（GI）均要求控制在20%以下。在基线时（手术之前）测量评估水平临床附着丧失（CAL-H）、垂直临床附着丧失（CAL-V）、探诊深度（PD）以及龈缘水平（GML）。所有数据的测量均使用电子的控压探针（Florida Probe Co.，Gainesville，Florida，USA）。为每位患者制作厚度为2mm的聚乙烯定位导板，以根分叉病变的中央作为参照在导板上做出一道沟，测量颊舌面上的数据。对水平型的数据进行测量时，探针从颊面或舌面进入根分叉，取下聚乙烯导板以根分叉顶部作为参照点。在统计学分析中，对两种数据的平均值进行分析。

所有进入研究的根分叉病变被随机分为试验组和对照组。术前应用0.2%的氯己定溶液含漱1min，以减少口腔内的微生物。局麻下在颊舌侧做沟内切口，翻开全厚瓣后，充分暴露骨缺损，用超声、涡轮和手动的方法进行彻底的根面清创，但不进行骨成形术，同时用饱和的四环素溶液（50mg/mL）进行根面处理3min并用生理盐水彻底清洗。

用相同的导板和探针测量垂直骨缺损水平（BDL-V）（从导板的基底部到骨缺损底部的距离）、水平骨缺损水平（BDL-H）（从颊侧到舌侧骨嵴顶间的距离反之亦然）、牙槽嵴顶水平（ADL）（从导板的基底部到牙槽嵴顶的距离）。同时在术中测量颊舌面的中央，对二者的平均值进行统计学分析。

测量完成数据后，引导性组织再生术选用GTW 1 －GORE再生膜（W. L.Gore and Associates，Flagstaff，Arizona，USA），将修剪好的膜放置在骨缺损处，要把骨缺损完全覆盖，并且要超过骨缺损边缘至少2~3mm，在颊舌侧用聚四氟乙烯线采用一步法将膜材料固定在牙齿上（W.L. Gore and Associates）。在试验组中，再生膜被小心地掀起以容纳预先混合生理盐水和患者血液的植骨材料。膜复位后，龈瓣原位复位并做褥式缝合，确保对再生膜的完全覆盖，术后10天拆线。对照组中，除植骨材料的放置与试验组中不同外，其余步骤均与试验组完全一致。骨缺损处基线与6个月后的测量数据见图1。

所有的患者术后口服100mg多西环素控制感染，2次/日，口服1周，且在整个研究过程中给予0.12%氯己定含漱液漱口，每日含漱2次。

术后4~6周在局麻下将膜取出，在进行第2次取膜手术时，一定不要损伤膜下的新生组织。如果在组织再生需要的时限前膜就已经暴露，应强化化学控制。所有的患者在第4周之前每周都要进行预防性的洁治，在第

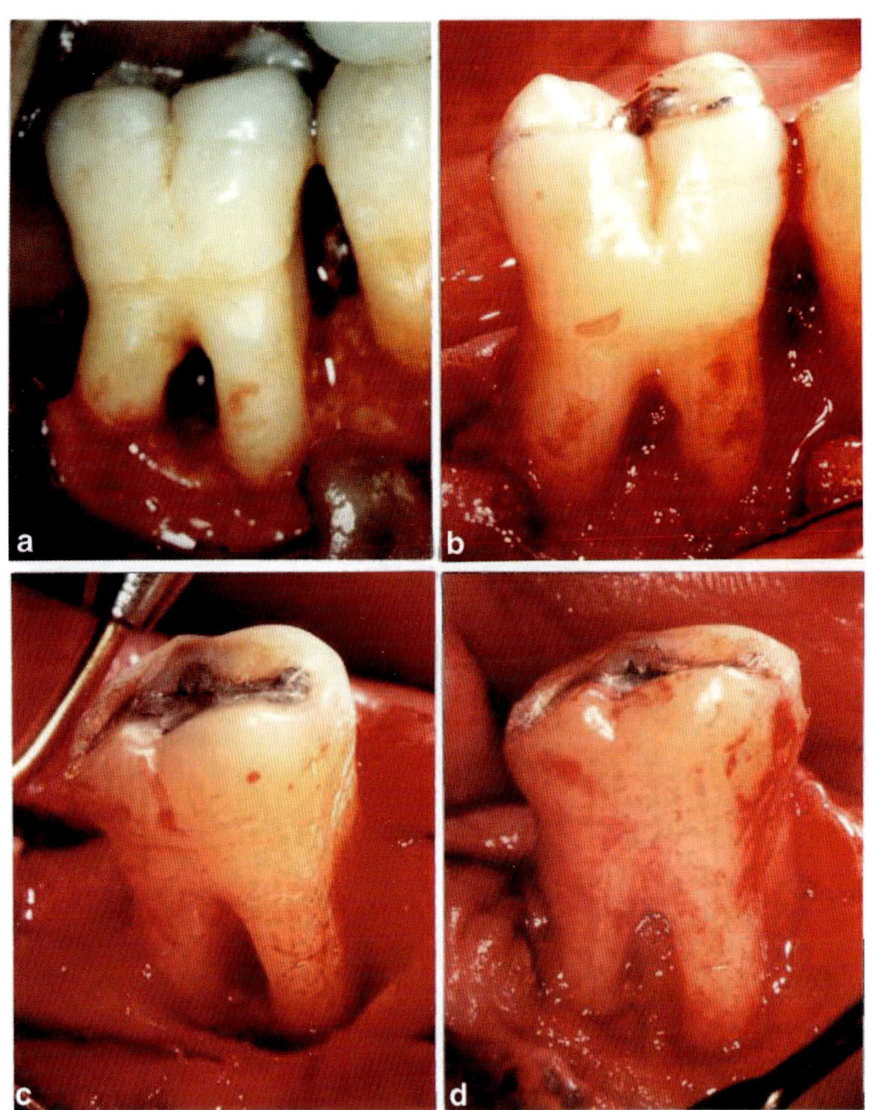

图1　根分叉病变的临床外形。（a）试验组位点-基线；（b）试验组位点-6个月水平；（c）对照组位点-基线；（d）对照组位点-6个月水平

6个月再次手术翻开观察之前，每月进行一次预防性的洁治。

基线后6个月对所有的患者进行临床评估和再次手术翻开观察。再次进入手术包括沟内切口和翻开黏骨膜瓣。要小心地设计切口以暴露原有的缺损水平并测量以下的数据：垂直骨缺损水平（BDL-V）、水平骨缺损水平（BDL-H）以及牙槽嵴顶水平（ACL），随后将瓣复位并缝合。

影像分析用Sens-A-Ray数字系统（New Image do Brazil. Imp. Exp. Ltda.，SP，Brazil）完成。该系统的传感器通过丙烯酸耦合到由乙烯基聚硅氧烷制作的咬合块上。同时，一个 RINN XC瞄准装置（RINN Corporation，Elgin，Illinois，USA）用来确保在60kV、10mA的0.5s的曝光设置下可重复的投照。在基线和6个月再次手术翻开观察之前分别拍摄数字牙片，同时，在试验组，要在放入植骨材料之后立即拍摄一张数字牙片，用来评估植骨材料是否存在以及其对最终评估可能产生的干扰。两组图像（基线和6个月水平）最初由一种非参数方法进行均质化处理以减小在密度和对比度上的变异，随后对这些图像进行减影处理来显现骨密度（OD）和骨量充盈（A）的变化并进行分析。为了确保这些图像的均质性，并适合于数字减影的需要，研究过程中将一个假设不变的牙本质区域确定为“标准区域”。当骨缺损区的改变高于这一“标准区域”时就可以认为骨密度有所增加并且可能有新生骨充填。在试验组中，对放入植骨材料后的影像和6个月后的影像也进行如此分析。试验组和对照组的测量均为盲法。试验组和对照组的数字减影图像结果在图2中列出。

数据的正态性由Shapiro - Wilks进行检测，各组数据以均数、标准误来呈现，通过方差分析来检验在试验组和对照组所有参数均没有差异的假设，并且确定每组数据随时间变化的意义。

同时，一个描述性的分析用来评估这些数据的临床相关性，将抽样误差的3倍作为截点来建立每个参数。当数据高于或者低于这个截点时就可以看作是获得或者丧失有临床意义。

结果

临床结果

表1和表2代表了基线和6个月再次手术翻开观察时的测量结果，而表3则比较了试验组和对照组的各项临床参数。

数据的结果说明了在试验组中，基线时垂直临床附着丧失（CAL-V）的平均值是（7.29 ± 0.22）mm，而在试验结束时为（7.40 ± 0.22）mm，试验组（表1）和对照组（表2）的最初和最终的结果都没有统计学差异（$P>0.05$）。试验组（-0.11mm）和对照组（0.73mm）的垂直临床附着丧失（CAL-V）的差值也没有明显的统计学差异。在试验组和对照组中的基线和最后的检查中水平临床附着丧失（CAL-H）也没有明显的统计学差异。尽管在试验组中，有3个根分叉的位点显示出临床上的关闭，但是

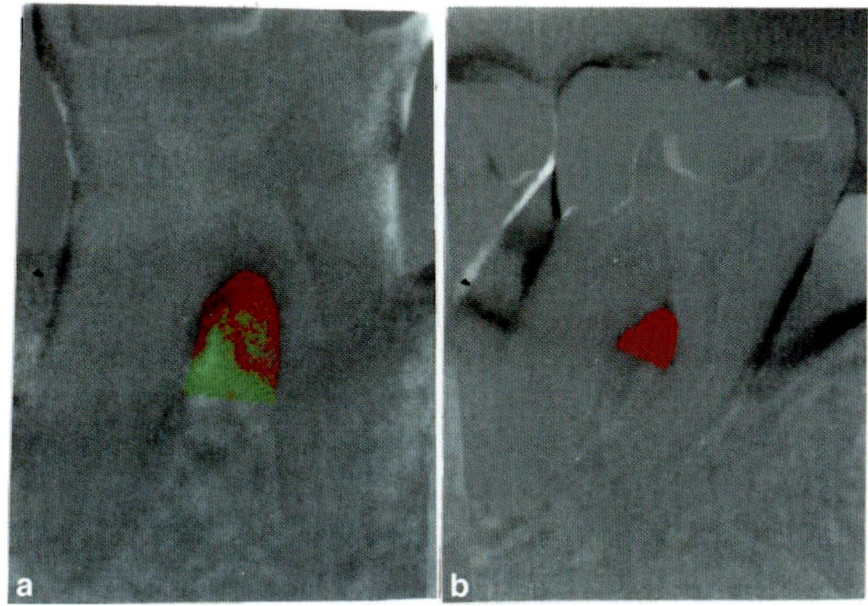

图2 数字减影影像。（a）试验组位点；（b）对照组位点

表1 试验组基线与最终检查临床参数的平均值和标准误

	试验组位点				
	基线	最终值	标准误	差值	*P*
CAL-V	7.29	7.40	0.2197	-0.11	0.7315
GML	3.03	3.83	0.2773	-0.80	0.0718
PD	4.31	3.57	0.3742	0.74	0.1955
CAL-H	7.01	6.42	0.6519	0.59	0.5382
BDL-V	8.75	7.64	0.1793	1.11	0.0014
ACL	7.36	7.12	0.1892	0.24	0.3931
BDL-H	7.30	6.44	0.4683	0.86	0.2264

P<0.05 CAL-V=垂直临床附着丧失；GML =龈缘水平；PD=探诊深度；CAL-H=水平临床附着丧失；BDL-V=垂直骨缺损程度；ACL=牙槽嵴顶水平；BDL-H =水平骨缺损水平

表2 对照组基线与最终检查临床参数的平均值和标准误

	对照组位点				
	基线	最终值	标准误	差值	*P*
CAL-V	6.77	6.04	0.3486	0.73	0.1729
GML	2.46	2.98	0.1341	-0.52	0.0228
PD	4.31	2.97	0.2710	1.34	0.0068
CAL-H	6.57	6.85	0.2121	-0.28	0.3749
BDL-V	8.14	7.30	0.2602	0.84	0.0940
ACL	6.28	7.00	0.1512	-0.72	0.0083
BDL-H	7.55	7.58	0.2147	-0.03	0.9325

P<0.05 CAL-V=垂直临床附着丧失；GML=龈缘水平；PD=探诊深度；CAL-H=水平临床附着丧失；BDL-V=垂直骨缺损程度；ACL=牙槽嵴顶水平；BDL-H=水平骨缺损水平

试验组和对照组的水平临床附着丧失（CAL-H）没有统计学差异。在试验组和对照组中都观察到了牙龈退缩，但是此结果只在对照组中表现出统计学差异（P<0.05）（表2），而在这两种治疗方法之间的牙龈退缩没有表现为统计学差异（表3）。

在对照组中，探诊深度的减少有统计学差异（1.34mm）（表2），但是在试验组中基线和6个月后再次手术翻开观察时探诊深度的减少（0.74mm）并没有表现出统计学差异（表2）。试验组和对照组之间的探诊深度的减少的差值也并没有统计学差异（P>0.05）（表3）。

试验组中，基线和6个月后的垂直骨缺损水平（BDL-V）显示出统计学差异（P<0.01），但是对照组中，基线和6个月后的垂直骨缺损水平（BDL-V）并没有表现出统计学差异。同时，试验组和对照组之间的垂直骨缺损水平（BDL-V）的变化也没有统计学差异。试验组（表1）和对照组（表2）中最初和再次手术翻开观察的水平骨缺损水平均没有统计学的差异（P>0.05）。但是，再次手术翻开观察时发现，试验组中有3个位点（2个颊侧和1个舌侧位点）的骨缺损出现了部分关闭。在试验组和对照组之间没有统计学差异（P>0.05）（表3）。

对照组中，基线和再次手术翻开观察时发现牙槽嵴顶水平（ACL）的降低显示出了统计学差异（P<0.01）（表2），而在试验组中再次手术翻开观察时发现牙槽嵴顶水平的升高有统计学意义（P>0.01）（表1）。试验组和对照组之间比较可以观察到显著的统计学差异（P<0.01）（表3）。

影像学结果

表4代表了试验组和对照组在骨密度（OD）和骨量（A）充填区域的比较结果。结果显示：6个月后的数字减影的影像学分析结果发现，试验组中数字影像骨密度提高了4.51灰度值而对照组提高了3.53灰度值（P>0.05）；试验组中骨密度下降了16.46灰度值而对照组降低了23.39灰度值（P>0.05）。

表3 试验组与对照组临床参数平均值的对比

	试验组	对照组	C.V.	Pr>F
CAL–V	–0.11	0.73	41.90[1]	0.1667
GML	–0.80	–0.52	27.51[1]	0.5284
PD	0.74	1.34	45.09[1]	0.3706
CAL–H	0.59	–0.28	52.18[1]	0.3814
BDL–V	1.11	0.84	34.52[1]	0.5506
ACL	0.24	–0.72	28.79[1]	0.0118
BDL–H	0.86	–0.03	52.31[1]	0.2377

[1] 数据转换为（x+k）；CAL–V=垂直临床附着丧失；GML=龈缘水平；PD=探诊深度；CAL–H=水平临床附着丧失；BDL–V=垂直骨缺损程度；ACL=牙槽嵴顶水平；BDL–H=水平骨缺损水平

表4 试验组与对照组影像学参数的对比——骨密度（OD）和骨量（A）

	试验组	对照组	CV（%）	Pr>F
OD loss[#]	–16.46	– 23.39	44.20[2]	0.4208
OD gain[#]	4.51	3.53	43.81[2]	0.2294
A loss（%）[*]	69.01	80.78	30.87[1]	0.2717
A gain（%）[*]	30.90	19.22	73.02[1]	0.2729

[1] 数据转换为x+k；[2] 数据转换反正弦函数弧为［根平方（×/100）］
[#] 骨密度：灰度；[*] 骨量：百分比

新生骨充填根分叉区域的范围试验组（30.90%）高于对照组（19.22%）（P>0.05），这个差异没有统计学意义。同时，试验组中根分叉区域范围减小了69.01%，而对照组减小了80.78%，在骨量充填根分叉区域范围的差值中，试验组和对照组没有统计学差异（P>0.05）。

对植骨材料所引起的干扰也进行了比较，比较基线时X线片和放入植骨材料后的即刻X线片的减影成像也没有统计学差异（P>0.05）。

描述性分析

临床相关性的结果是通过观察颊舌侧位点上的变化是否超过了截点来确定其增高或者降低。

试验组中，15%的位点的垂直临床附着丧失（CAL–V）有所增加，25%出现了垂直临床附着丧失（CAL–V）的降低。在对照组中，30%的位点垂直临床附着丧失（CAL–V）有所增加，20%出现了降低。试验组中30%的位点出现了探诊深度的减小，而对照组中有50%的位点的探诊深度减小。在试验组中20%的位点出现了探诊深度的增加，而对照组中15%的位点出现了探诊深度的增加。试验组和对照组中30%的位点在6个月后的牙龈退缩较试验开始时增加。试验组中10%的位点和对照组中15%的位点牙龈退缩较试验开始时减小。试验组中30%的位点的水平临床附着丧失（CAL–H）出现了减少而15%有所增加，对照组中30%的位点的水平临床附着丧失（CAL–H）有所减少而30%有所增加。

试验组中55%位点的骨缺损（BDL–V）出现了骨量的增加，而5%的位点出现了骨量的减少。对照组中40%的位点的骨缺损出现了骨量的增加而10%的位点出现了骨量的减少。试验组中30%的位点出现了牙槽嵴顶水平（ACL）的升高而25%的位点出现了牙槽嵴顶水平（ACL）的降低。结果显示对照组中60%的位点出现了牙槽嵴顶水平（ACL）的降低而5%有所升高。对于水平骨缺损水平（BDL–H），试验组中20%的位点出现了增加而5%有所减少，对照组中25%的位点有所增加而20%有所减少。

讨论

对于较严重的牙周缺损，例如Ⅲ度根分叉病变的治疗，其疗效可预测性较低，并且其组织再生也存在着挑战。

此试验获得的数据通过参数分析和描述性分析进行评价。在描述性分析中，将抽样误差的3倍作为截点这一标准校正临床结果的一致性，通过这种分析方法校正单独应用GTR与GTR和植骨术联合应用这一临床对照研究所减少的数据较为合理。更重要的是，从临床的观点分析这些数据，我们可以确定GTR治疗结果的重要意义，而不是单纯从统计学上评估这些平均值是否有统计学意义。此试验中将颊面和舌面数据的平均值进行统计学分析，而描述性分析是将二者分别描述（图3）且也可以将这些数据广泛的可变性描述出来。

从现有的试验结果分析，基线和6个月后再次手术翻开观察时的临床参数：垂直临床附着丧失（CAL–V）、龈缘水平（GML）、探诊深度（PD）以及水平临床附着丧失（CAL–H）均没有显著的差异（P>0.05）（表1），同时，在试验组和对照组之间比较时，上述临床参数结果也没有显著的统计学差异（表3）。这些结果都表明：GTR联合牛无机骨基质的植骨术在改善临床（软组织）测量值的效果上没有明显优势。对照组中，基线和6个月水平比较，探诊深度（PD）有了明显的减小（P<0.01）同时龈缘水平（GML）也有了明显的降低（P<0.05）（表2）。这些结果都与Becker等（1988）的结果一致，尽管其结果价值低于本研究（表3）。

虽然在试验组和对照组中的水平

临床附着丧失（CAL-H）并没有发现显著的统计学差异（表3），但是在试验组中发现了有3个根分叉位点出现了关闭：其中一个缩小为Ⅰ度根分叉病变，另外两个缩小为Ⅱ度根分叉病变。De Leonardis等（1999）对解释这种结果提出了3种假说：（1）部分可吸收的植骨材料的粒子阻止了探针的深入；（2）由于植骨材料在膜下创造并维持了一个较大的空间，结缔组织出现了再生；（3）真正的新生骨的形成。通过这些结果可以推断出：尽管可预测性较低，Ⅲ度根分叉的关闭也较为可能。

在根分叉区和非根分叉区，组织能成功再生的一个重要因素是在缺损的顶端和侧面要存在一定数量的牙周膜细胞。本试验中，骨缺损的范围较大，有些位点缺损达近端表面，甚至有些位点与垂直和四周的缺损相通。在Pontoriero等（1989）的研究中，42例缺损中只有1例在翻瓣前通过探诊确定为Ⅲ度根分叉病变，而在治疗之前，在缺损处内部和外部的软组织阻止探针进入根分叉病变区域，并且在治疗之后也并没有重新进入根分叉区域来确定8个完全关闭的根分叉区域是否真的已经关闭。本研究中，基础治疗后，这些缺损就通过临床探诊确定为Ⅲ度根分叉病变。在根分叉病变选择上，方法的差异可能导致了结果的不同。

骨充盈是唯一能从临床上精确地评估再生情况的牙周组织（Garret 1996）。然而，临床上的测量指数不能区分新生骨是通过牙周膜纤维附着在牙根表面还是由于长结合上皮的长入而与牙根面分离。同时，临床测量也不能区分是否有真正的新生骨还是植骨材料的粒子。在大多数Ⅲ度根分叉病变的研究中，并没有应用再次手术翻开观察和数字减影成像的方法来评估骨再生。本研究中，通过再次手术翻开观察，试验组中6个月后对比基线水平有明显的骨充填（表1），但是它需要确定是否是植骨材料的粒子。一般认为，6个月的时间有时并不能使材料完全被吸收且被新生骨代替。试验组［（1.11+0.11）mm］和对照组［（0.84+0.26）mm］的垂直骨缺损水平（BDL-V）并没有显著的统计学差异（表3）。然而，描述性的分析结果显示在对照组中有40%根面的骨缺损水平有骨形成，试验组中则有55%。同时，在试验组中有10%的根面出现了垂直骨缺损水平（BDL-V）的骨丧失，对照组则有5%的根面出现了骨丧失。这些结果说明，无论是不是与植骨术联合使用，GTR在大部分分叉区都能减小骨缺损的程度。总体来说，经过6个月的治疗，所有余留牙都没有出现松动，并且能够健康地行使功能。

试验组和对照组中唯一出现显著统计学差异的数据是牙槽嵴顶水平（ACL），其描述性分析（ACL）结果与统计学分析一致（图3）。描述性分析结果显示，试验组中30%的位点牙槽嵴顶水平较之前升高而对照组中有5%，与此相反的是，对照组中60%的位点出现了牙槽嵴顶水平的降低而对照组中为25%。这些数据都表明，在对照组中，生物膜与牙槽嵴顶直接接触导致了骨的吸收。Trejo等（1998）的试验结果显示与再生位点相邻的健康位点与生物膜直接接触导致了骨吸收。此结果与Anderegg等（1991）所研究的经过GTR联合DFDBA及单独GTR治疗的超过15组的Ⅱ度或Ⅲ度根分叉病变，在再次手术翻开观察时，试验组和对照组的牙槽嵴吸收的水平没有观察到明显的差异这一结果不相符合。而此次研究的结果支持Duro & Lima（1998）的发现：在GTR联合植骨术治疗Ⅱ度根分叉病变后牙槽嵴顶水平有所增加。由此可以推断出：本试验中的牙槽嵴顶水平的提高与植骨材料直接相关，其原因可能是植骨材料可能会阻止生物膜的塌陷，更重要的是，无机牛骨基质在其内表面，多孔性、晶粒大小以及钙磷比例等与人类骨骼成分十分类似，也有利于新骨的再生。

试验组和对照组之间的水平骨缺损水平（BDL-H）的差值没有明显的统计学差异（$P>0.05$），基线和6个月水平的结果也是如此。描述性分析中的结果只是显示：只有2个位点在再次手术翻开观察时表现为根分叉正在关闭，其原因可能是由于每个患者对治疗的反应不同，直接影响了治疗效果。

数字减影的影像学参数分析结果也没有显著的统计学差异。此结果与Eickholz和Hausmann（1997）的试验中证明在Ⅱ度和Ⅲ度根分叉病变中有40%的区域骨密度有所提高这一结

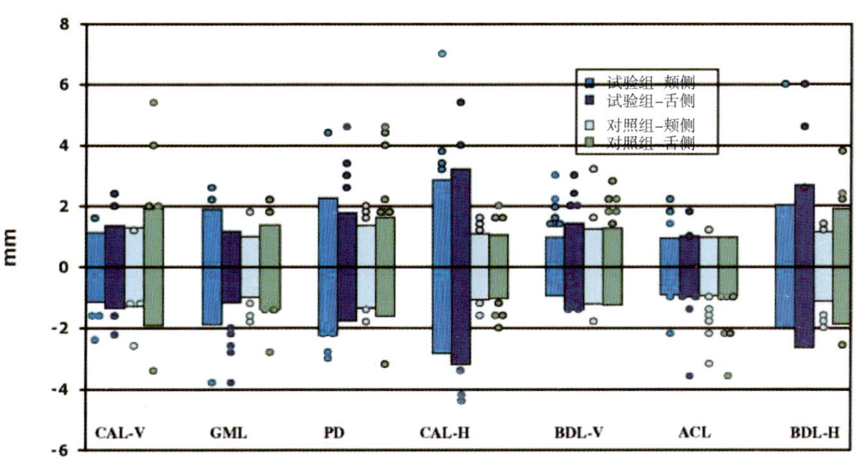

图3 颊舌侧位点参数的临床相关性。柱=截点=3×抽样误差点；高于或低于截点的位点

果不相符合。尤其在Ⅲ度根分叉病变中，作者并没有评估牙根固有成分的丧失，在根分叉内部的操作引起的牙本质和牙骨质的丧失很有可能被量化为骨量的减少。毫无疑问的是，在治疗过程中一定会去除一部分牙骨质和牙本质，由于本研究中可见密度和区域的变化被认为是骨丧失，根分叉区域的矿物质被去除也是应该考虑的因素。在治疗过程中，去除矿物质的量可以通过在手术后立即投照X线片来评价。本试验正是采用了这种方法来评估应用植骨材料的效果。对术后和最终拍摄的X线片数字减影结果进行分析无统计学差异（资料未展示）。影像学结果较为有趣，但是必须意识到它仅代表6个月内的变化。Bragger等（1992）观察到12个月后其结果才有统计学差异。

下颌磨牙Ⅲ度根分叉的解剖因素也可能是使单独使用GTR或GTR与植骨术治疗缺乏可预测性的一个原因。在这些因素中，根的外形、根柱以及骨缺损的形态、剩余牙周组织的数量等都会对该病变的再生能力产生一定的影响。由于是双侧骨缺损，环境因素影响较小，试验和对照组间的差别具有更高的可信度。然而结果差异很大，这样的研究设计很难获得有益的结论，因为多数情况下即使是相同的患者，其缺损也是不同的。

此临床试验的结果拒绝了ACL的Ho假设，但是接受了其他临床参数的Ho假设。没有证据表明GTR联合无机骨基质植骨术对于治疗人类的Ⅲ度根分叉病变可获得预测的结果。

参考文献

［1］Anderegg, C. R., Martin, S. J., Gray, J. L., Mellonig, J. T. & Gher, M. E. (1991) Clinical evaluation of the use of decalcified freeze-dried bone allograft with guided tissue regeneration in the treatment of molar furcation invasions. Journal of Periodontology 62, 264–268.

［2］Araujo, M. G., Berglundh, T. & Lindhe, J.(1996) The periodontal tissues in healed degree III furcation defects. An experimental study in dogs. Journal of Clinical Periodontology 23, 532–541.

［3］Becker, W., Becker, B. E., Berg, L., Prichard, J., Caffesse, R. G. & Rosenberg, E. (1988) New attachment after treatment with root isolation procedures: report for treated Class III and Class II furcation and vertical osseous defects. International Journal of Periodontics and Restorative Dentistry 8, 8–23.

［4］Bowers, G. M., Chadroff, B., Carnevale, R., Mellonig, J., Corio, R., Emerson, J., Stevens, M. & Romberg, E. (1989) Histologic evaluation of new attachment apparatus formation in humans. Part II. Journal of Periodontology 60, 675–682.

［5］Bragger, U., Hammerle, C. H., Mombelli, A., Burgin, W. & Lang, N. P. (1992) Remodeling of periodontal tissues adjacent to sites treated according to the principles of guided tissue regeneration (GTR). Journal of Clinical Periodontology 19, 615–624.

［6］Brown, L. J., Oliver, R. C. & Loe, H. (1989) Periodontal diseases in the U.S. in 1981: prevalence, severity, extent, and role in tooth mortality. Journal of Periodontology 60, 363–370.

［7］Brown, L. J., Oliver, R. C. & Loe, H. (1990)Evaluating periodontal status of U.S. employed adults. Journal of American Dental Association 121, 226–232.

［8］Brunsvold, M. & Mellonig, J. (1993) Bone grafts and periodontal regeneration. Periodontology 2000 1, 80–91.

［9］Caffesse, R. G., Smith, B. A., Castelli, W. A. & Nasjleti, C. E. (1988) New attachment achieved by guided tissue regeneration in beagle dogs. Journal of Periodontology 61, 589–594.

［9］Caffesse, R. G., Smith, B. A., Duff, B., Morrison, E. C., Merrill, D. & Becker, W. (1990) Class II furcation treated by guided tissue regeneration in humans: case reports. Journal of Periodontology 61, 510–514.

2001; 28: 1–8

Journal of Clinical Periodontology

上颌和下颌根分叉隧道形成术——文献综述及病例报告1例

Mandibular and maxillary furcation tunnel preparations–literature review and a case report

Rüdiger SG

李成章 审　邓少林 译

摘要

目的：本篇综述以及后续的一例病例报告的目的，是讨论并阐明隧道形成术作为磨牙根分叉病变的一种治疗选择。

文献综述：为了对牙周病变牙根之间的菌斑进行控制的根分叉隧道形成术，尚未在文献中像牙根切除性术那样在进行全面的讨论，尽管在同样范围内，成功率呈现下降。根柱短以及根分叉入口径宽是隧道形成术适应证需要的条件。虽然在拔除的离体牙根分叉区经常可以发现副根管，但是有报道的隧道形成术后主要并发症并不包含牙髓病变。即使能在维护良好、接受过隧道形成术的牙齿上发现龋坏，然而龋坏不一定会导致牙齿丧失。

病例报告：本篇病例报告旨在描述隧道形成术的适应证。牙周病几乎完全严格地控制在磨牙根分叉区。病变牙要么被拔除，要么完整保留并接受隧道形成术。在两年多的牙周支持治疗期间，接受单个或双隧道术的牙齿都建立并维持了牙周的健康。

关键词：隧道形成术，上颌磨牙，下颌磨牙，完全根分叉病变

根分叉位点的治疗方法

根分叉病变牙的控制是牙周治疗中最复杂的挑战之一。各种嵴和凹面赋予了根分叉的不同特性（Bower 1979；Svärdström & Wennström 1988），根分叉解剖形态阻碍了专业根平的径路进入（Matia et al. 1986），而且较之平滑面，解剖形态决定了根分叉位点对于传统治疗手段，总表现出不尽人意的治疗反应（Nordland et al.1987；Loos et al. 1989）。不仅如此，一段为期两年的术后观察发现，磨牙根分叉位点较之磨牙平滑面，或者非磨牙面，后期再附着（阈值为1.5mm）更容易变松（21%相对7%相对11%，Nordland；25%相对10%相对7%，Loos et al）。许多近期文献数据（Rams et al. 1999）质疑，那些认为磨牙根分叉位点治疗反应较之磨牙平滑面差的观点，仅仅是基于维护期治疗的观察结果，而没有包含那些积极治疗后治愈的部分。

在根分叉病变位点中，许多膜性和填充性材料单独或联合使用，用于诱导新附着产生（Egelberg 1998）。下颌磨牙是最常用的受试牙，而且下颌磨牙根分叉区的再附着似乎比上颌磨牙更具有可预见性。近期数据显示，下颌磨牙水平吸收，单独进行翻瓣术后的再附着是1.3mm，翻瓣术后水平填充联合使用不可吸收膜（Mellonig et al. 1994）再附着达到4.5mm。相应的上颌磨牙（近中根分叉）分别是0.7mm和1.2mm（Avera et al. 1998）。两项研究当中，仅仅在术后6个月（Mellonig）和9个月（Avera）便进行治愈观察，并没有对更长期的稳定性进行观察评估。其他文献数据展示了另一种再生手术（柠檬酸的应用和冠向引导瓣），在Ⅱ度根分叉病变早期完全治愈磨牙中的应用，但并没有提供远期稳定方案（Haney et al. 1997）。

尽管是回顾性研究，根切除术已经有很多长期观察报道（平均≥10年）（综述见Egelberg 1998）。Carnevale等（1998）表明，有牙周疾病但没有根分叉病变的磨牙或有根分叉病变的磨牙，通过翻瓣术合并（累及牙）或者不合并（非累计牙）根切除术从而保留下来的牙根，同时给予支持性治疗，都可以建立健康的牙周。根切除术后牙丧失的原因更多来源于牙周疾病复发以外的因素（牙髓并发症，根面龋以及根折）。

许多牙周疾病病例中，上述简略综述过的治疗方案之一可能就是根分叉病变牙的治疗选择。尽管如此，已经报道另一种技术可以在根分叉病变牙建立健康的牙周，并防止进一步的附着丧失。

本篇综述的目的是评估根分叉病变牙行隧道形成文献的相应要点：①适应证；②术后风险；③远期效果。

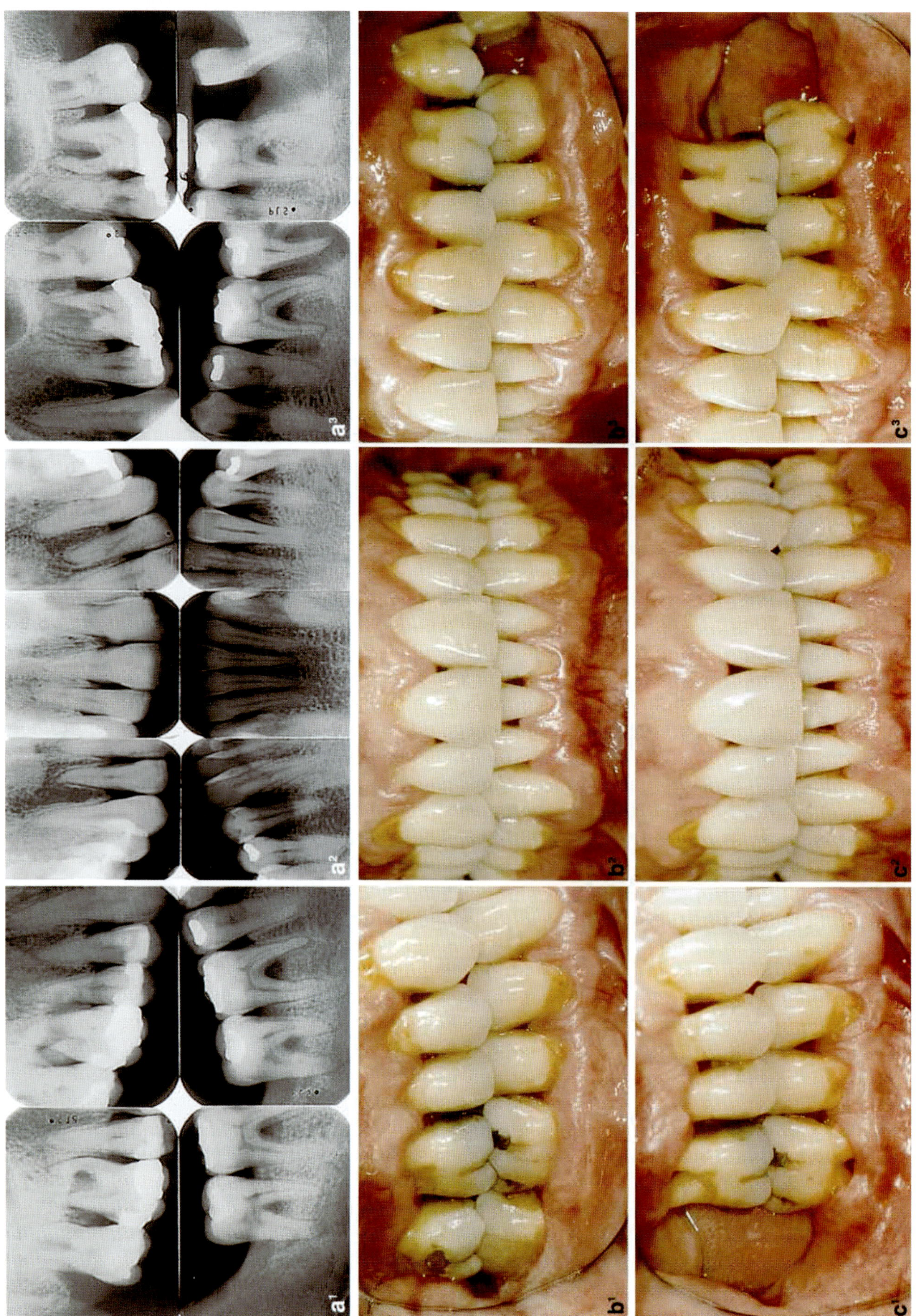

图1 （a）X线片；（b）初始临床状态；（c）主动治疗结束2年后的临床状态

后续的一例病例报告阐述了隧道预备术的典型适应证。

隧道形成术

适应证

水平组织防御深度决定了根分叉病变位点的治愈潜力（Hamp et al. 1975）。如果水平防御组织不超过3mm，根分叉病变位点牙周健康的建立只能通过刮治、根面平整等手段达成；如果有需要则通过根分叉成形术达成。因此，作为进一步治疗程序的隧道形成术，其适应证是较深的根分叉病变（Ⅱ度和Ⅲ度）。

建立隧道以前，水平附着丧失程度并不是唯一要考虑的因素。根解剖形态起到决定性的重要作用。短根柱以及宽的根分叉径路入口，是术后患者自我菌斑控制的良好前提。为了确保在隧道形成术后菌斑控制有良好的入径，根柱应不超过整个根长的1/3。Paolantonio等（1998）报道的数据，根柱不应当超过4mm。下颌第一磨牙的符合比例最高，但仅有40%下颌第二磨牙和上颌磨牙符合这个标准（Hou & Tsai 1997；Kerns et al. 1999）。同样下颌第一磨牙的根分叉的径路入口也是最宽的。71%的下颌第一磨牙拥有超过0.5mm尺寸的径路入口，而62%上颌第一磨牙拥有不超过0.5mm的根分叉径路入口。

牙髓反应

相对于整个牙根的根长，隧道形成过程暴露大量根面，从而激发牙髓反应。暴露根面上的副根管能连接牙周和牙髓组织。根分叉区副根管的出现频率是23%（Vertucci & Willians 1974）甚至60%（Lowman et al. 1973；Nieman et al. 1993）。尽管如此，牙周暴露的根面，仅仅只是副根管的存在并不表示炎症会蔓延到整个牙髓组织。Langeland等（1974）报道，在拔除的人类牙齿上，尽管牙髓炎的发生是由于有累及牙周疾病的副根管的存在，但仅仅只有在主根尖孔被细菌累及的时候，整个牙髓才会坏死。这份组织学的发现与临床观察相适合，即牙髓感染明显不是根分叉病变牙隧道形成后的主要临床并发症（Helldén et al. 1989；Little et al. 1995）。

龋损风险

有报道表明接受过隧道形成术的磨牙，术后5年根分叉区有发生根龋的风险。Hamp 等（1975）文献报道了7例隧道形成牙，其中发生4处龋损，3例需要拔除。相应的根切除术的数据是87例受试牙上仅仅只有5处根面受到影响（Hamp et al. 1975）。Helldén 等（1989）进行了一项为期10～107个月观察周期的回顾性研究，他们最初在107例患者中检测到156处龋损，发生率是23.5%。其中10颗牙齿需要拔除。其他报道中，隧道形成牙根龋的发生率远远低于此发生率（表1）。Feres 等（1997）报道了隧道形成术后特殊位点龋损分布频率。隧道内外各自龋损累及的概率是5.5%和5.3%。然而，颊侧和舌侧位点没有区别。下颌磨牙舌侧根柱通常比颊侧根柱长（Kerns et al. 1999），因此，可能导致隧道形成术后，舌侧菌斑控制径路的进入受到妨碍，因而龋损风险增加。

一般而言，牙周病治疗之后龋损常有发生。Ravald和Hamp（1981）报道，在一组27例维护良好的患者群体中，牙周治疗4年后，2/3的患者诊断为根龋，12年后此数据接近90%。但是整个根龋的增加比例很低，仅占暴露根面的5%甚至更低。因此，这种病患群的根龋尽管影响许多受试者，但其实是很微小的问题。问题在于，龋损是否被视为一个隧道形成术后的严重问题。换句话说，作为龋损率增加后的结果，隧道形成术后的牙齿丧失率，是否高于其他可供选择的治疗方法。根切治疗术后10年的失败率上升至38%，失牙的主要原因是根折（Langer et al. 1981）。作为其他治疗手段诸如固定修复，拔除并恢复受损牙，5年失牙率达到11%，10年失牙率达到30%（Erpenstein et al. 1992）。看来隧道形成术后的失败也属于这些治疗方案的范围内（表1）。

上颌牙齿

上颌牙齿隧道形成术的文献报道很少（表1）。Hamp 等（1975）报道了1例上颌第一磨牙隧道形成术。Topoll和Lange（1987）展示了2例上颌磨牙腭根切除术后的隧道形成术。此3例病例都是单一隧道，仅仅只有一个根间区域需要患者清洁。只有Helldén 等（1989）、Little 等（1995）提到了双隧道，包括13例上颌磨牙，尽管如此，没有提及隧道类型的细节。两者都没有详细说明这些牙齿的治疗结果，也没有讨论患者是否可以很好地清洁这些双隧道。

病例报告

一位43岁患者来到Gothenburg的专科诊所寻求牙周治疗（图1a，b）。其左侧下颌第二磨牙不久之前接受了半切术，远中根接受根管治疗；其余所有磨牙根分叉位点的牙周袋深度都超过4mm，所有根分叉区域全都累及。在对患者进行第一次病情描述时，上颌牙齿的主要治疗选择是根切除术，每个象限至少需要1颗前磨牙用于固定修复重建。尽管如此，只有在腭根切除后才能可靠的评估颊根腭侧面的骨水平，并不能排除牙拔除的可能。对下颌牙齿来说，隧道形成术从一开始就被列为主要的治疗选择方案，因为所有牙根骨水平都一样，使得很难确定保留哪些根来参与固定修复。

基础治疗期间，此患者表现出极佳的菌斑控制。复诊再评估时，仅

表1 根分叉病变牙隧道形成术治疗的文献综述

作者，发表年份观察的类型以及周期	数据		非下颌磨牙的牙齿类型	牙周支持治疗的频率；氟化物的应用	隧道形成牙术后牙周探诊	隧道形成牙的龋坏		牙拔除数；拔除原因	失败率
	患者	牙齿				龋坏牙数/龋坏面数	发生率		
Hamp et al.（1975）前瞻性研究5年		7	1例4	3~6个月	根分叉区终末PD： 4颗牙≤3mm 3颗牙4~6mm	4个面	57.1%（面数/牙数）	3颗牙龋坏	42.9%
Topoll & Lange（1987）回顾性研究1~8年平均3.4年	28	34	2例上颌磨牙腭根切除	3~4个月；14例患者应用氟化物凝胶	PD减轻： 近中：2.48mm 远中：2.5mm 舌侧：3.05mm 颊侧：2.04mm	3颗牙，仅发生于未使用氟化物凝胶的患者	8.8%	—	—
Helldén et al.（1989）回顾性研究10~107个月平均3.1年	102/107 再评估	149/156	33例上颌磨牙（双隧道）	建议所有患者使用氟化物，牙膏，隧道内也能直接应用；0.025%氟化物漱口水	PD分布： 1~3mm：75.6% 4~6mm：22.2% >6mm：2.3% 颊侧正中1~3mm，舌侧正中3.8mm比率最高	35颗牙	23.5%	10颗牙；其中6颗因龋坏拔除	6.7%
Kuhrau et al.（1990）回顾性研究4~8年平均5.8年		14			3.8mm			2颗牙；龋坏	14.3%
Eickholz et al.（1991）回顾性研究1~5年平均2年	49/56 再评估	68/76		3个月，39例患者推荐隧道内使用浓缩氟化物凝胶刷牙	PD减轻： 近中：1.75mm 远中：1.98mm 舌侧：2.33mm 颊侧：2.38mm	3例患者3颗牙；1例患者使用，2例未使用氟化物	4.4%	5颗牙	7.4%
Little et al.（1975）前瞻性研究平均（5.8±0.83）mm	18	18	13颗上颌磨牙	3个月	支持治疗过程中探及附着丧失： 平均：0.96mm 颊侧：1.13mm 舌侧：0.89mm	3颗牙	16.7%	2颗牙；龋坏	11.1%
Feres et al.（1997）回顾性研究	18	30	未标明	未标明	深的PD： 隧道内：15% 邻面：10% 颊/舌侧：2%	隧道内 隧道外	5.5% 5.3%		

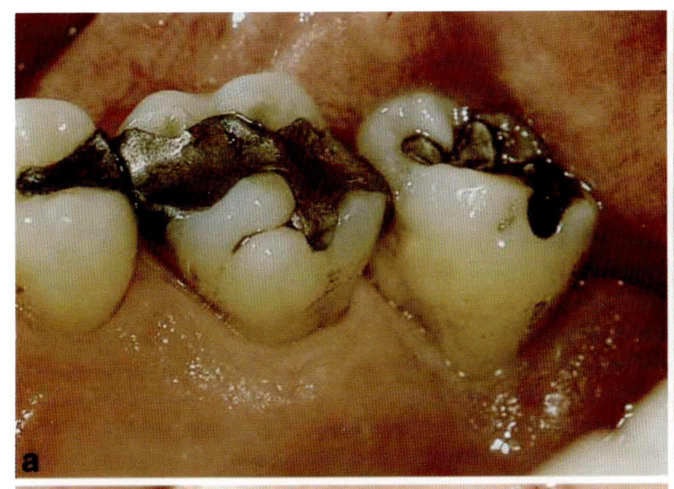

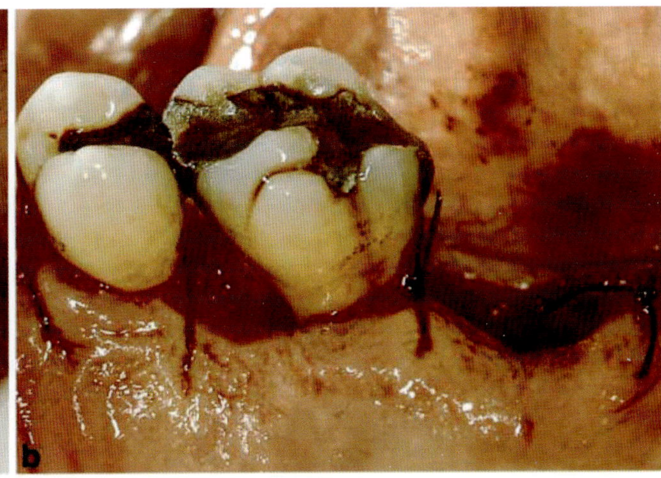

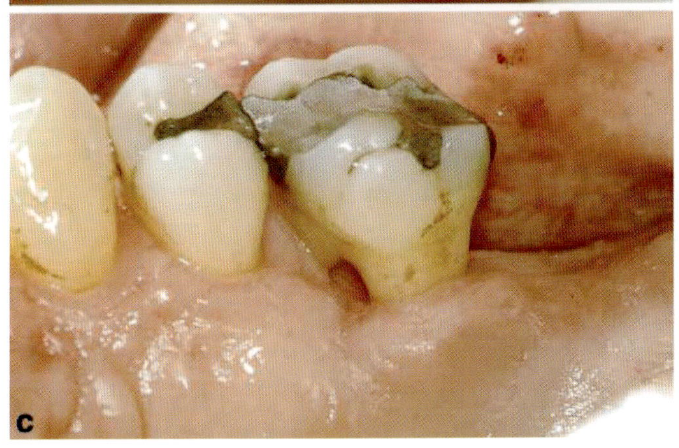

图2　左上颌第一磨牙腭侧的治愈过程。（a）治疗前；（b）手术中；（c）保持1年后。注意（b）图中近中侧牙龈切除术，利于牙根间的菌斑控制

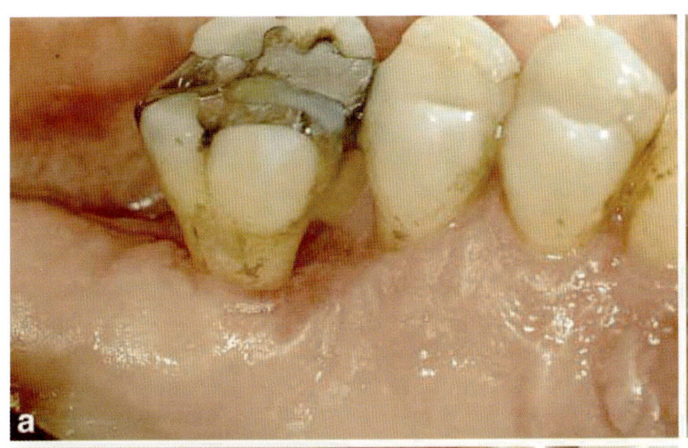

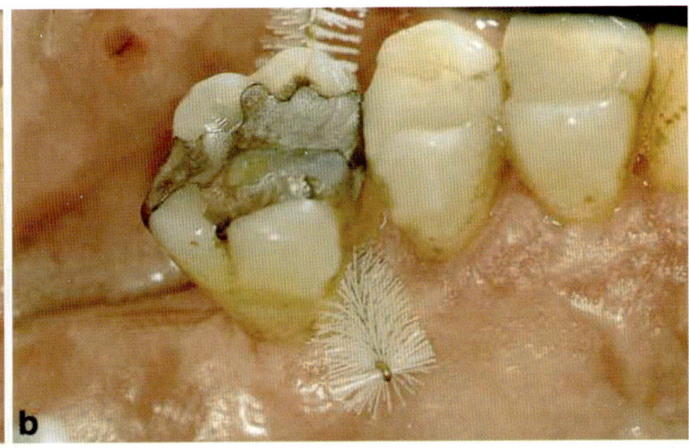

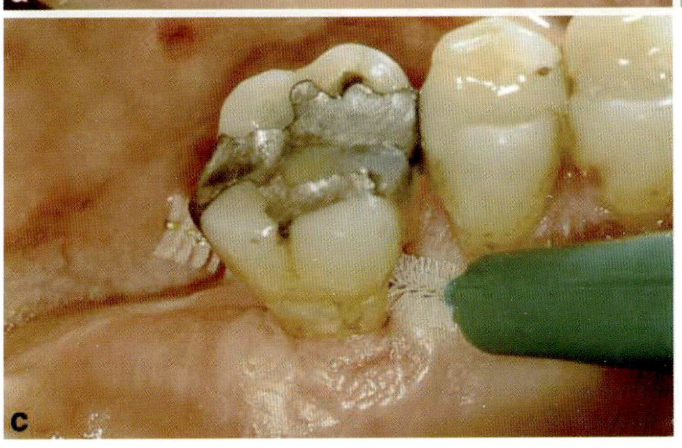

图3　（a~c）右上颌第一磨牙根分叉区的菌斑控制图示。（b）1根稍大的间隙刷从颊侧至近中根分叉径路插入；（c）1根稍小的间隙刷从根分叉近中至远中径路插入。牙间隙刷上有手柄，使之易于从腭侧进入根分叉近中的径路

仅只有根分叉区出现探诊出血。下颌第一磨牙，已经手术预备出隧道。右侧下颌第二磨牙以及剩下的左侧第二磨牙的远中根被拔除。上颌磨牙中，患者拒绝任何形式的根切除术治疗，因为需要第一前磨牙作为桥基牙。但是患者接受上颌双侧第一磨牙双隧道形成术，拔除第二磨牙的提议。手术过程中，相当量的牙龈组织需要切除（图2a，b），从而达到很好的根间区菌斑控制（图2c）。术后需要上颌对磨牙进行咬合调整。患者很快便适应了双隧道并表现出异常好的菌斑控制技巧（图3a~c）。2年的支持治疗期间，菌斑和出血指数非常低（<5%），而且探诊牙周袋深度没有超过4mm（图1c）。隧道形成牙对牙髓电测试仍旧敏感。主动治疗2年后的放射影像学显示根分叉区的骨水平没有变化（图4c，d），可以观察到明显的根间区骨密板，表明临床牙周稳定（Rams et al. 1994）。

从这篇文献综述和病例报告可以得出推论，累及根分叉区的病变磨牙，甚至是上颌磨牙的隧道形成术是值得思考的治疗选择方案。只要有很好的菌斑控制依从性及成本效益计算，这类治疗方法是很合适的。

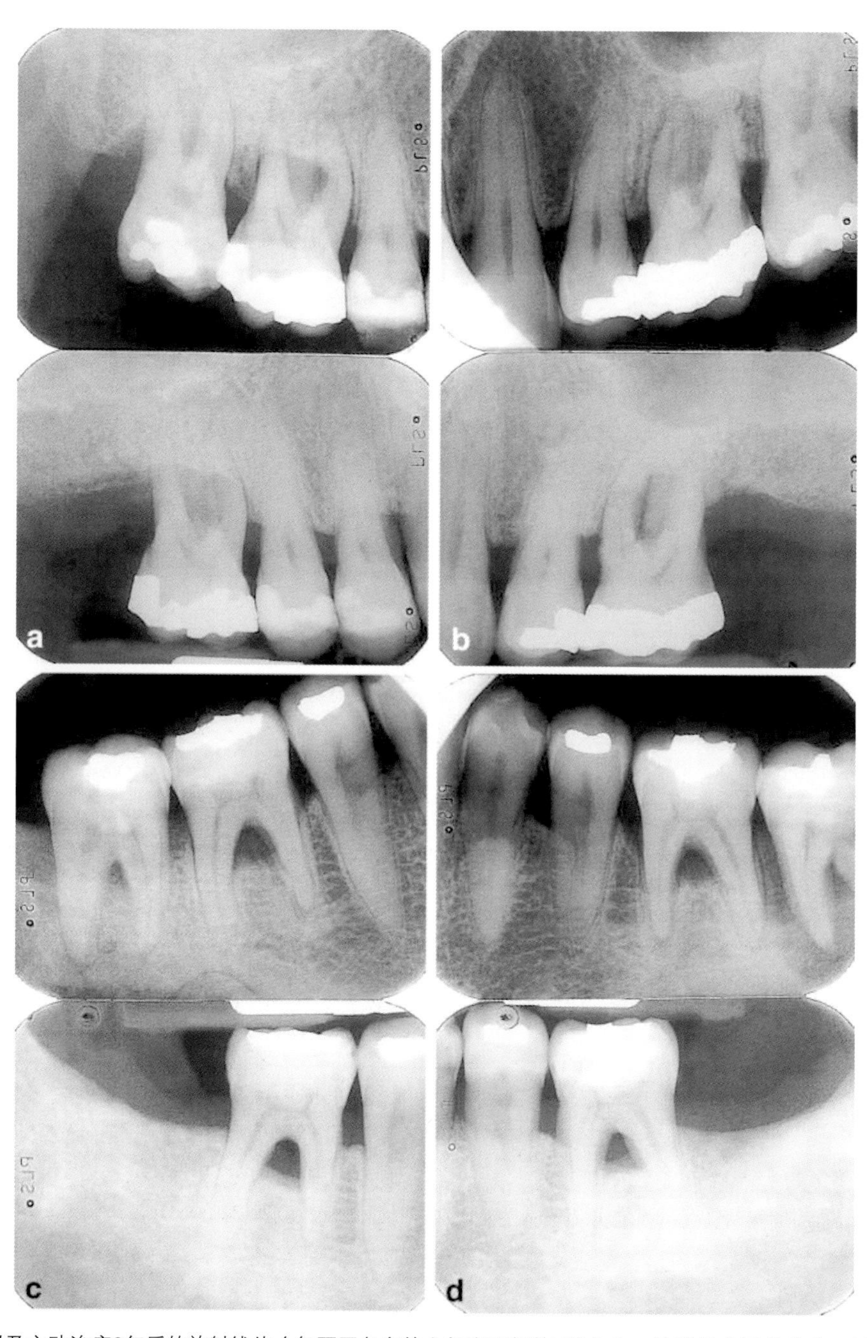

图4　（a~d）治疗前以及主动治疗2年后的放射线片（每颗牙各自的上颌和下颌的X线片）。注意骨水平无改变，以及下颌第一磨牙牙根间的硬骨板

Journal of Clinical Periodontology
2009; 36: 250–257

根分叉病变术前手术决策的工具——3D影像技术

Three-dimensional imaging as a pre-operative tool in decision making for furcation surgery

Walter C, Kaner D, Berndt DC, Weiger R, Zitzmann NU

栾庆先 审　孟洋 译

摘要

目的：调查锥形束CT（CBCT）在评估上颌磨牙根分叉病变（FI）与其治疗计划制订中的应用。

材料与方法：12名患有广泛型慢性牙周炎的患者被连续地纳入，并且对有根分叉病变和探诊深度增加的上颌磨牙（n=22）行CBCT检查。分析所得的CBCT影像并评估FI、骨内根长度和解剖特点，基于临床检查和根尖周影像所得根分叉病变程度及治疗方案与CBCT影像所得相应数据进行比较。

结果：通过临床检查估计的FI程度中27%的位点与分析CBCT估计的一致，但29%被高估，44%被低估。在Ⅰ度FI中，25%被低估，但在Ⅱ度和Ⅱ~Ⅲ度FI中，被低估率高达75%，Ⅲ度FI与CBCT检查结果均一致。根据临床检查和CBCT检查得出的治疗计划中，不管是非侵入还是侵入型性治疗，59%~82%的牙齿两者有差异。

结论：CBCT影像可以提供上颌磨牙根分叉病变的详细信息以及可信赖的治疗方案。

关键词：根分叉病变的3D影像，CBCT，做决定，诊断，根分叉手术

专家点评

对牙周医生来说，根分叉病变的诊断和治疗一直是难点。正确的诊断是治疗的基础。本文提供了一种准确判断根分叉病变的方法——CBCT，通过直观的影像学观察来确定病变程度。相对于常规的检查诊断方法，此法更加准确，且能发现受累牙更多的问题。对于根分叉病变应准确诊断，积极治疗，而不是简单地一拔了之。

上颌磨牙根间牙周组织的丧失增加了额外附着丧失的风险，损害了牙齿的长期预后。多种因素影响根分叉病变牙的预后，包括：（1）Ⅲ度根分叉病变和牙周治疗开始时牙槽骨的丧失等牙齿自身相关性因素；（2）诸如剩余磨牙数等牙列相关因素（Dannewitz et al. 2006）；（3）患者相关因素，例如：吸烟和治疗的主动性（Hirschfeld & Wasserman1978; Al-Shammari et al. 2001）。多根牙的牙周非手术治疗疗效较单根牙差（Nordland et al. 1987; Loos et al. 1989）。一项长达11年牙周支持治疗（SPT）的临床研究指出，牙周探诊深度（PPD）≥6mm的牙齿需要更进一步地治疗以阻止牙周附着的持续丧失（Matuliene et al. 2008）。牙周手术治疗的目的是：（1）消除残留的炎症组织，尤其在磨牙；（2）建立适合患者长期进行日常口腔卫生维护的环境。这两个目标均通过消除牙周袋以及剩余牙根根分叉部位形成持久的易清理的形态而达到。一项临床干预的研究表明，假如采取适当的治疗措施如牙周手术和随后的SPT，伴有根分叉病变牙齿的长期维护是可能的（Carnevale et al. 1998）。基于无伤害原则，手术治疗的目的是尽可能保留更多的牙齿结构和牙周附着组织。伴有根分叉病变的上颌磨牙手术方法很多，包括：根向复位瓣术（伴/不伴有隧道形成）、截根术、牙半切或牙三分术、分根术等。根据手术侵入的程度，即切除牙齿结构和牙周附着的量来分类是合理的。例如：上颌第一磨牙使用伴隧道形成的根向复位瓣术（ARF）相对于行近中颊根和腭根切除术结合相应临床冠的减径侵入要小得多。在切除性手术中牙髓治疗是必需的，并且最好在牙周手术前完成。

为选择合适的治疗方法需要全面的诊断，包括：评估水平及垂直方向根分叉病变的程度、剩余的根尖及根间周骨量、牙根解剖形态、根干长度以及牙根分离的角度。诊断一般基于牙周探诊深度（PPD）、牙周附着水平（PAL）、根分叉区的探入以及根尖片（Kalkwarf & Reinhardt 1988）。准确地判断根分叉病变由于入路的限制、解剖形态的改变和测量误差的存在，在许多情况下是达不到的。最终验证临床和根尖片评价的有效方法是

在翻瓣术中直视下探查（Åkesson et al. 1992），例如：评价上颌磨牙腭根颊侧附着水平的量非常困难，甚至不可能做到。然而这种翻瓣探查需要手术前的牙髓治疗，并且能够在手术过程中立即决定是否保留患牙或者是截除牙根，以及某些病例中进一步修复重建。

普通的2D影像技术不能提供磨牙牙周支持组织和根间骨组织的详细信息，但是3D影像技术可以对磨牙特别是上颌磨牙进行有效的分析。最近，锥形束CT（CBCT）被引入到牙周领域，并且在检测和量化体外牙周缺陷方面被证实诊断准确（Misch et al. 2006；Kasaj & Willershausen 2007；Vandenberghe et al. 2007；Mol & Balasundaram 2008）。CBCT提供高质量的影像，且辐射量比传统CT小（Mozzo et al. 1998；Schulza et al. 2004），但尚未有研究评估这种新方法对制订伴有根分叉病变磨牙的牙周治疗计划的潜在应用价值。

本研究的目的是调查牙科CBCT在评估上颌磨牙根分叉病变和确定治疗方法上的应用以及潜在的益处，并且比较依据这种新方法和依据临床检查以及传统影像学检查获得的根分叉病变的诊断和治疗方案的差异。

材料与方法

该研究是由12名患者组成（3名女性，9名男性），平均年龄是57.5岁（41~80岁），患者均诊断为广泛型慢性牙周炎。6名患者从未吸烟，2名曾有多于20支/天的严重吸烟史，1名曾有5支/天的轻微吸烟史和3人现仍为重度吸烟者。11颗上颌第一磨牙和11颗上颌第二磨牙中总共包含了66处根分叉病变位点（表1）。2006年9月—2008年5月期间的患者纳入本试验，均来自瑞士巴塞尔大学牙周科以及牙体牙髓科。患者行完整的牙周临床和影像学检查，并且指导患者控制龈上菌斑，如果有需要行拔牙、临时修复体修复、牙齿固定、牙髓治疗以及劝戒烟。在纳入本研究前至少6个月，对所有探诊深度≥4mm牙行牙周的非手术治疗，包括使用手动器械和超声仪器进行刮治和根面平整，必要时可行局部麻醉。全部患者每隔3~4个月行牙周支持治疗，常规再评估牙周状况，显示为“闭合的牙周袋”状态，表现为大部分牙齿探诊深度≤4mm且无探诊出血（BOP）（Wennström et al. 2005）。探诊深度≥6mm则考虑行牙周手术，对于需要行上颌磨牙牙周手术的患者需要进一步评估，至少有1颗上颌磨牙探诊深度持续≥6mm和/或具有Ⅱ度、Ⅲ度根分叉病变伴有水平根间牙周组织丧失的患者被考虑纳入本研究，患者知情同意。

临床和影像学检查

两名受过培训的牙周医生（C.W.或N.U.Z.）对纳入的上颌磨牙进行评估，在本研究开始之前校准两人的测量方法，两人观测一致性的Cohen Kappa值为0.619。

使用毫米刻度的牙周探针（PCPUNC-15；HU-Friedy，Chicago，IL，USA）分别在牙齿的6个位点（近中颊、颊侧、远中颊、远中腭、腭侧、近中腭）测量上颌磨牙牙周探诊深度和牙周附着水平，取最接近的毫米数。釉牙骨质界或一个稳定的参考点如修复体边缘，通常作为测量牙周附着丧失的参考点。

对怀疑有根分叉病变的上颌磨牙使用弯曲的3mm间断的Neber探针（PQ2N；HU-Friedy）探查颊侧、近中、远中3个根分叉位点来判断根分叉病变水平，但没有评估软组织瓣。

根分叉病变的分度采用了Hamp等（1975）的方法，并且进行了改良，将Ⅱ度病变分为了Ⅱ度和Ⅱ~Ⅲ度。

0度：牙周探针无法探入

Ⅰ度：根分叉区牙周支持组织水平丧失达3mm

Ⅱ度：根分叉区牙周支持组织水平丧失达3mm，未超过6mm

Ⅱ~Ⅲ度：根分叉区牙周支持组织水平丧失超过6mm，未与对侧贯通

Ⅲ度：牙周组织在根分叉区水平处与对侧贯通

用两个坚硬的器械晃动牙齿以测量牙齿动度，根据Miller’s指数（Miller 1938）分级：

0度：无可察觉的松动

1度：可明显察觉的松动

2度：牙冠松动幅度偏离正常位置1mm

3度：明显移动，牙齿移动大于1mm或者是旋转性移动

牙髓活力用CO_2进行检测。上颌磨牙根尖片通过以下标准获得：口内牙片（IP 22 Insight Doppel SP size 2；Kodak GmbH, Stuttgart，Germany）；平行投照技术，胶片架成90°角（Rinn；Dentsply Rinn，Elgin，IL，USA）；标准化的曝光时间和X线球管电压（Dental EZ HDX，65 kV，7 mA；Dental EZ，Hertfordshire，UK）（图1）。

上颌远中区域用高分辨率成像系统的3D Accuitomo 60，XYZ 断层成像技术拍摄CBCT，其视图层的圆柱体积是4cm × 4cm ~ 6cm × 6cm（J. Morita，Kyoto，Japan），设置范围是74~90kV和5~8mA。

口腔CBCT分析

被纳入每颗牙齿的CBCT影像被两名作者（C.W.和N.U.Z.）从牙齿水平面、矢状面和横断面分析。I-Dixel-3DX（J.Morita）软件带有线形测量工具和数字放大镜，利用光标能够在3D区内移动，在屏幕上直观看到牙齿3个维度的情况。

通过在水平面测量牙根外表面和根间骨的距离来确定根分叉病变，结果以测得的最接近的毫米数为准。

表1 临床检查，治疗计划和CBCT分析数据

对象编号	牙位	FI（b/mp/dp）	PPD（mb~mp）	PAL（mb~mp）	松动度	牙髓活力	治疗计划[*]	CBCT			
								FI（mb~mp）	骨内/外根长比	额外数据[†]	治疗计划[*]
1	27	Ⅲ/Ⅲ/Ⅲ	3/4/6/5/2/7	5/8/6/6/5/9	1	+	1b/4b[‡]	III/III/III	3:16/3:16/4:15	B1	1b
2	26	Ⅱ/Ⅲ/Ⅲ	3/3/3/8/5/6	4/5/5/8/7/9	1	–	1b/3a[‡]	III/III/III	–/3:11/–	C2, D1, D3, E	5
	16	Ⅱ/Ⅱ~Ⅲ/Ⅱ~Ⅲ	2/3/4/6/6/6	4/6/7/8/9/7	0	+	1b	III/III/III	5:12/2:14/4:13	—	1b
	17	Ⅱ~Ⅲ/Ⅱ~Ⅲ/Ⅱ~Ⅲ	5/4/5/6/2/7	7/4/5/6/2/9	0	+	0/5	III/III/III	4:11/4:11/4:12	B1	1b
3	27	Ⅰ/Ⅱ/Ⅱ~Ⅲ	4/5/8/8/2/7	5/6/10/10/6/10	0	+	1b/4b[‡]	III/III/III	5:15/5:15/7:13	A1	1b
4	16	Ⅲ/Ⅰ/Ⅱ~Ⅲ	3/2/3/5/2/2	5/6/8/10/5/4	2	–	3a[‡]/4a[‡]/5	III/III/III	3:15/–/–	A3, D2, D3, E	5
5	26	Ⅱ~Ⅲ/Ⅰ/Ⅱ~Ⅲ	2/3/9/8/2/3	4/7/12/9/4/4	0	+	3a[‡]	III/0/III	7:13/2:15/5:13	—	3a[‡]
	27	Ⅰ/Ⅰ/Ⅰ	6/2/4/8/4/5	9/4/7/10/4/5	0	+	1a	0/I/II	8:15/3:14/7:15	B1	3a[‡]
6	26	Ⅰ/Ⅰ/Ⅱ	4/3/5/6/2/3	4/8/8/7/4/3	0	+	1a/4b[‡]	I/0/I	§	B1	1a
	27	Ⅰ/Ⅰ/Ⅱ	5/3/6/6/3/5	6/5/5/5/3/7	0	+	1a/4b[‡]	0/0/0	§	B1	1a
7	27	Ⅲ/Ⅲ/Ⅲ	2/2/3/3/2/3	6/6/6/3/5/7	0	+	1b/3a[‡]/4a[‡]/4b[‡]	III/III/III	6:14/6:14/6:14	B1	1b
8	26	Ⅰ/Ⅰ/Ⅰ	3/2/9/11/3/2	4/3/10/15/9/5	0	+	1a/3a[‡]	I/0/I	6:9/–/2:18	A3	1a
	27	Ⅰ/Ⅱ~Ⅲ/Ⅱ~Ⅲ	7/2/9/10/6/7	11/4/11/10/6/7	0	+	1a/5	III/III/III	4:16/6:13/7:12	B1	1b
9	26	Ⅰ/Ⅱ~Ⅲ/Ⅱ~Ⅲ	3/2/6/5/2;8	3/4/8/8/11/10	0	+	1b/3b[‡]	0/III/III	7:13/7:13/6:15	A1	3b[‡]
	27	Ⅰ/Ⅲ/Ⅲ	5/2/8/8/3/5	8/4/9/9/4/7	0	+	1b/3b[‡]	0/III/III	8:14/8:14/8:13	A1	3b[‡]
	16	Ⅰ/Ⅰ/Ⅱ~Ⅲ	2/2/7/8/2/3	2/5/8/8/6/3	0	+	1b/3b[‡]/4b[‡]	0/0/II	8:12/8:12/7:1	B1	1a
	17	Ⅰ/Ⅱ/Ⅱ~Ⅲ	3/2/4/4/2/4	3/5/3/3/4/4	0	+	1b/5	0/0/0	12:10/12:10/9:11	B1	0
10	16	Ⅲ/Ⅲ/Ⅲ	4/5/9/7/6/5	9/9/13/10/11/11	1	+	1b/4b[‡]	III/III/III	–/3:15/–	D1, D3	5
	17	Ⅱ/Ⅱ/Ⅱ~Ⅲ	7/3/6/8/3;9	10/5/8/9/4/11	0	+	3b[‡]/5	III/III/III	5:12/3:12/3:14	C1, C3	1b[‡]
11	16	Ⅱ~Ⅲ/Ⅰ/Ⅱ~Ⅲ	3/3/5/6/5/8	6/6/8/9/7/9	1	+	1b/4b	III/III/III	6:13/4:16/7:15	D3	1b[‡]
12	26	Ⅱ/Ⅱ/Ⅱ	4/6/9/5/9/8	7/9/12/10/15/12	1	–	1b/3a[‡]/4a[‡]	III/III/III	5:13/–/–	D2, D3	5
	27	Ⅱ~Ⅲ/Ⅱ/Ⅱ	3/2/4/7/6/3	5/4/6/12/11/7	3	+	1b/5	I/I/I	3:19/5:18/2:19	B1	1a

[*]治疗计划（0～5种分类），见“材料与方法”

[†]额外的数据（A～E种分类），见“材料与方法”

[‡]需要根管治疗（RCT）

[§]骨内/外根长比由于根尖周骨缺乏没有计算

CBCT：锥形束CT；FI：根分叉病变；PPD：牙周探诊深度

根分叉病变的分度如下：

0度：无根间牙周支持组织的水平丧失，根分叉区没有透射影。

Ⅰ度：根间牙周支持组织水平丧失达3mm

Ⅱ度：根间牙周支持组织水平丧失超过3mm，但未与对侧贯通

Ⅲ度：水平方向上与对侧贯通，根分叉区牙周组织完全破坏

临床评估使用的Ⅱ～Ⅲ度分度因为在水平方向测量方式的差异而未包含在CBCT分析中，在CBCT水平面测量中使用了一条直线，而临床探查用的是弯曲的探针（图2）。

每一颗上颌磨牙根周围的支持骨在牙根长轴的矢状面和横断面上获得。另外，测量剩余牙根长度（包含未被牙槽骨包绕的牙根间隔）和临床冠长度，获得骨内外牙齿长度的比值。

通过CBCT还可以获得以下额外的信息：

A：缺乏分隔的牙周膜表示两个相邻牙根的全部或者部分融合

A1：近中颊根和远中颊根的融合

A2：近中颊根和腭根的融合

A3：远中颊根和腭根的融合

B：被牙周膜分离表示两个牙根的紧邻

B1：近远中颊根的紧邻

B2：近中颊根和腭根的紧邻

B3：远中颊根和腭根的紧邻

C：根尖周病变-根尖区局限性透射影

C1：近中颊根的根尖周病变

C2：远中颊根的根尖周病变

C3：腭根的根尖周病变

D：牙周牙髓联合病变-与牙周病变交通的根尖周透射影

D1：近中颊根的牙周牙髓联合病变

D2：远中颊根的牙周牙髓联合病变

D3：腭侧根的牙周牙髓联合病变

E: CBCT显示的其他结果。包括：牙根的穿孔、骨开窗、颊/腭侧骨板缺失或者根管超充

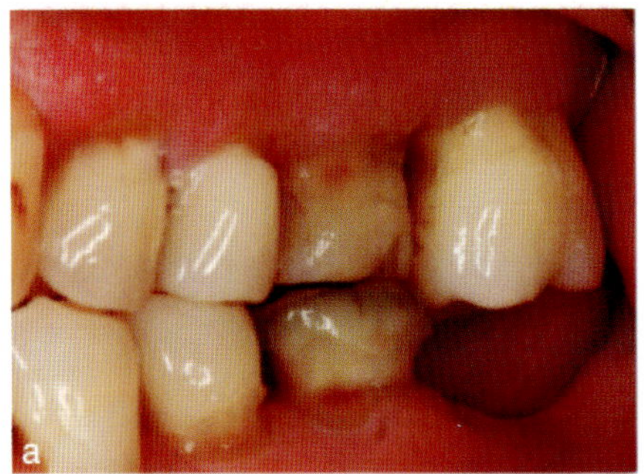

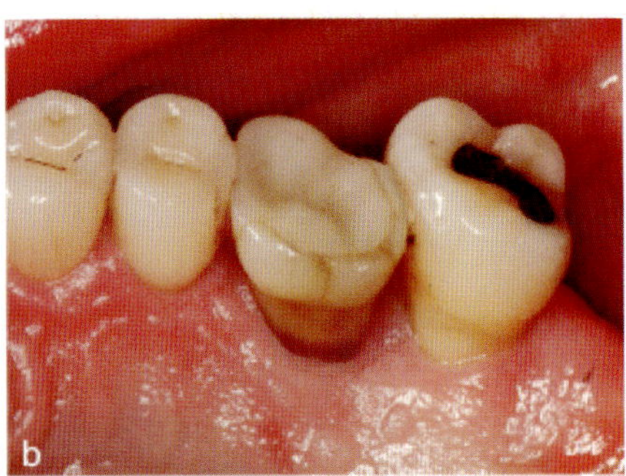

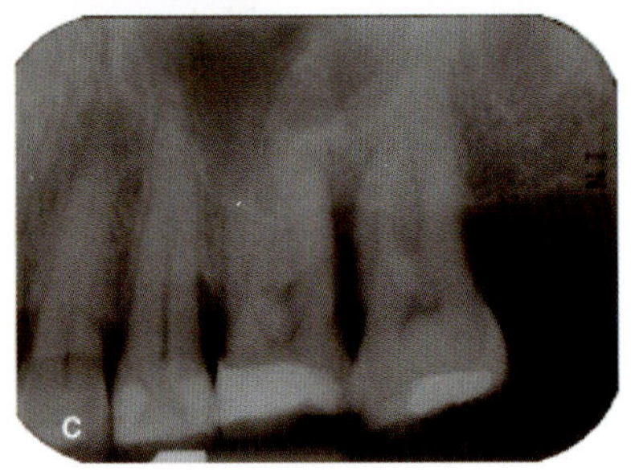

图1 左上颌磨牙口内临床影像（a，b）8号患者根尖片（c）

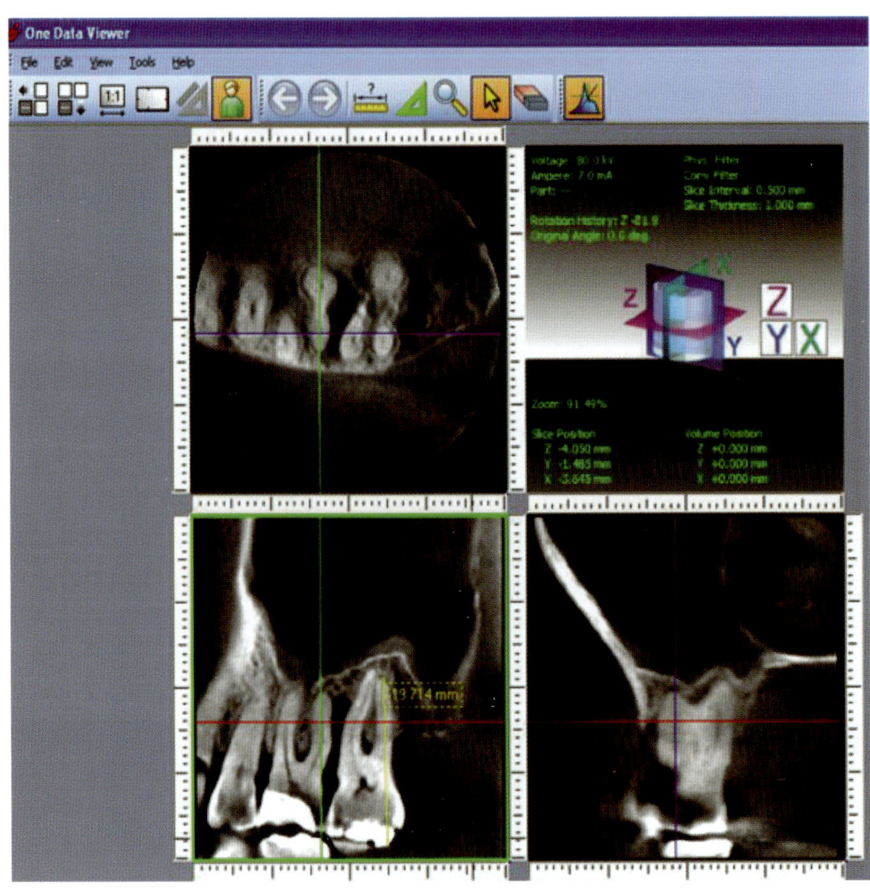

图2 CBCT：左上第一、第二磨牙的水平面、矢状面和横断面（8号患者）

治疗计划的确定

首先，将临床检查和口内片影像结果给一名未参与临床治疗的牙周科医生（C.W.或N.U.Z.），且不提供相应的CBCT影像，然后让此名医生做出更进一步的牙周治疗计划。

治疗方法从微侵入（尽可能保

留更多的牙周附着组织）到多侵入。在这种分类中认为近中颊根的牙根表面积是118mm^2，相对比腭侧根牙根表面（115mm^2）和远中颊根牙根表面积（91mm^2），此根更有保留价值（Bower 1979；Gher & Dunlap 1985；Al-Shammari et al. 2001）。

0：非手术治疗，SPT

1：根向复位瓣术

1a：根向复位瓣术不伴隧道形成术

1b：根向复位瓣术伴隧道形成术

2：分根术

3：截根术/牙根三分（有或没有分根术或隧道形成术）

3a：截除远中颊根

3b：截除腭根

3c：截除近中颊根

4：牙三分术且截除两个牙根

4a：截除腭侧根和远中颊根

4b：截除远中颊根和近中颊根

4c：截除腭侧根和近中颊根

5：拔除整个牙齿

如果临床检查和影像学表现不能清楚地确定治疗计划，可考虑多种治疗选择（表1）。

然后，提供CBCT的结果，治疗患者的牙周科医生（C.W.或N.U.Z.）和另一位不了解病情的牙周科医生（N.U.Z或C.W.）讨论受累牙可能的治疗选择。通过临床检查、根尖片和CBCT结果，达到最终获得最适宜疗法的一个共识。

常规方法和CBCT评估结果的比较

比较通过牙周临床探诊和CBCT影像得到的根分叉病变程度，两者结果或一致、或者临床诊断被高估或者低估。比较通过临床检查和根尖片得到的治疗计划和在临床检查和根尖片基础上结合CBCT结果得到的治疗计划。

统计分析

使用Wilcoxon符号秩和检验（$P<0.05$）来比较FI分度和治疗方法选择的差异性。如果临床有多项治疗方法可选，侵入小的和侵入大的方法会分别进行比较。无效假设是CBCT和临床分析得到的治疗计划不存在差异。

结果

临床结果与CBCT分析见表1。

CBCT和常规方法对根分叉病变的分度比较

本项研究的66个根分叉位点临床均观察到根分叉病变，根据CBCT仅有52个位点显示为Ⅰ～Ⅲ度根分叉病变（表1）。总体来说，仅27%的临床结果和CBCT显示结果是一致的（表2），29%临床结果是高估的（CBCT<临床值），44%临床结果是低估的（CBCT>临床值，P=0.076）。Ⅰ度根分叉病变中25%被低估，但在Ⅱ度和Ⅱ～Ⅲ度根分叉病变中低估率高达75%。因此，2/3（62%）的临床Ⅱ度根分叉病变和84%的临床Ⅱ～Ⅲ度根分叉病变实际上均是Ⅲ度根分叉病变。显而易见，临床Ⅲ度根分叉病变在CBCT上均显示为贯通性的病损。并且临床Ⅰ度根分叉病变中50%被高估，在根分叉区并没有透射影（CBCT分度为0度）。

CBCT还提供了一些其他的发现，如牙根融合（5例）或者两牙根紧邻（10例），这些在根尖片上并不能清楚地辨别。有5颗牙的9个牙根检查出牙周牙髓联合病变（表1），另外还有一颗牙齿（2号患者的左上第一磨牙）发现在牙柱区域腭根穿孔且近中颊根失去颊侧骨壁。4号患者上颌第一磨牙的腭根超充2mm，远中颊根欠充2mm，根尖周病损明显。

CBCT与常规检查在治疗设计方面的比较

大多数上颌磨牙根据临床检查和根尖片往往得出多种治疗方案，但再加上CBCT后大多能够对所有牙有一个明确的治疗方案。

41%的牙齿根据临床检查和根尖影像为基础选择的微侵入治疗是和CBCT一致的，但是另外41%显示根据CBCT结果得出的治疗方案比临床检查所得更加具有侵入性（表中

表2　临床探诊和CBCT测量到的根分叉病变（FI）分度比较（n=66）

FI临床诊断	Ⅰ				Ⅱ				Ⅱ~Ⅲ				Ⅲ				所有	Ⅱ和Ⅱ~Ⅲ*			
FI位置	b	mp	dp	总数	b	mp	dp	总数	b	mp	dp	总数	b	mp	dp	总数	FI	b	mp	dp	总数
CBCT=临床检查	2	1	1	4	—	—	—	—	—	—	—	—	4	5	5	14	18	—	—	—	—
比重				20%												100%	27%				
CBCT<临床检查	6	5	—	11		2	3	5	—	—	3	3	—	—	—	—	19	—	2	6	8
比重				55%				38%				16%					29%				25%
CBCT>临床检查	2	2	1	5	4	3	1	8	3	4	9	16	—	—	—	—	29	7	7	10	24
比重				25%				62%				84%					44%				75%
N	10	8	2	20	4	5	4	13	3	4	12	19	4	5	5	14	66	7	9	16	32

CBCT=临床：临床诊断同CBCT一致；CBC<临床：临床诊断比CBCT高估；CB>临床：临床诊断比CBCT低估

*临床诊断为Ⅱ度和Ⅱ～Ⅲ度的病例之和的频率，临床诊断为Ⅱ度和Ⅱ～Ⅲ度的病变CBCT诊断为Ⅱ度

CBCT：锥形束CT

表3 通过临床检查和根尖片得到治疗计划和再加上CBCT数据得到的治疗计划的比较：（a）多种治疗方案时选择侵入性小的方案；（b）多种治疗方案时选择侵入性大的方案

治疗计划	0	1a	1b	2	3a	3b	3c	4a	4b	4c	5	总数（n）	总数（%）
（a）													
CBCT=临床	—	3	5	—	1	—	—	—	—	—	—	9	41
CBCT>临床[*]	1	2	5	—	—	1	—	—	—	—	—	9	41
CBCT<临床[†]	—	—	3	—	—	1	—	—	—	—	—	4	18
N	1	5	13	—	1	2	—	—	—	—	—	22	100
（b）													
CBCT=临床	—	—	1	—	1	2	—	—	—	—	—	4	18
CBCT>临床[*]	—	1	—	—	1	—	—	1	1	—	—	4	18
CBCT<临床[†]	—	—	—	—	1	—	—	—	7	—	6	14	64
N	—	1	1	—	3	2	—	1	8	—	6	22	100

[*]根据CBCT做出的治疗计划比依据临床做出的计划更有侵入性

[†]根据临床做出的治疗计划比依据CBCT做出的计划更有侵入性

CBCT：锥形束CT

3a）。对微侵入疗法来说，临床检查和CBCT得出的治疗方案不同的概率为59%（P=0.084），但对更有侵入性的疗法来说这一概率为82%（P=0.004，表中3a和表中3b）。因此，以CBCT为基础的治疗方案从微侵入和重度侵入均有很大的差别。CBCT额外发现的问题如牙根穿孔（2号患者）或牙周牙髓联合病变（4、10、12号患者）导致决定可疑牙齿的拔除。10颗磨牙计划截除远中颊根（表中3a）或腭根（表中3b），但由于远中颊根与腭根的融合不适合用于两颗上颌磨牙（4、8号患者）。一颗磨牙（9号患者右上第二磨牙）CBCT显示根分叉病变是被高估的，因此虽然依据临床检查和根尖片对此牙做出手术决定，但在CBCT上并未显示手术指征。

讨论

现阶段的研究表明，3D CBCT能够为了解上颌磨牙牙根形态和比邻关系、诊断根分叉病变和结缔组织矿化提供了翔实的信息。在制订磨牙治疗计划方面，由于从CBCT得到的额外信息，使其与大部分依据临床检查和根尖片做出的治疗计划有所不同。

一些作者报道依据临床检查和根尖片诊断上颌磨牙根分叉病变的困难性（Zappa et al. 1993；Eickholz 1995）。通过手术期间水平探诊和硅橡胶印模等方法，Zappa（1993）等发现27%的Ⅲ度根分叉病变被临床低估，另外，Ⅰ度根分叉病变中18%~21%被高估，Ⅱ度根分叉病变中21%被高估。临床评估和手术评估最多可相差9mm，显示了临床检查的局限性，因而不能够制订合适的治疗方案。但Eickholz（1995）并没有发现手术前和手术中对根分叉病变的分度有明显不同，在他的研究中未涉及Ⅲ度根分叉病变，临床检查为Ⅱ度病变的根分叉手术探查时诊断为Ⅲ度。在本研究中，以Hamp分类为基础对Ⅱ度根分叉病变进行了改进，增加了Ⅱ~Ⅲ度根分叉病变的亚类，即根分叉区水平探针超过6mm但未探及贯通性破坏。然而，大部分诊断为Ⅱ度和Ⅱ~Ⅲ度的病变在CBCT中均显示为贯通性病变。形态学因素如根柱较长、根面凹、根分叉脊和根分叉入口较小等使临床准确诊断根分叉病变很困难（Al-Shammari et al. 2001）。由于这些局限性使得上颌磨牙根分叉区的水平丧失很难准确评估，手术中经常需要改变治疗计划。

Misch等（2006）和Vandenberghe等（2007）通过颅骨CBCT影像或根尖影像对牙周缺损进行线性分析。根尖片仅能够进行牙齿邻间组织缺陷的检测，而CBCT在确定和测量腭根和颊根本身的缺损上体现了巨大的优势（Misch et al. 2006）。CBCT在评估根分叉病变和凹坑状缺损上有优势，但根尖片在对照、骨质和骨硬板的观察方面更有优势（Vandenberghe et al. 2007）。一些体外研究证实了CBCT在二维和三维方向测定骨缺损的准确性（如Misch et al. 2006；Pinsky et al. 2006）。最近研究显示，根分叉区域被CBCT分为3个截面进行分析，且能检测到一些额外的形态学变化如牙根融合和牙根紧邻。大部分上颌磨牙依据临床检查和根尖片做出治疗计划时有两种甚至更多种不同的方法，但依据CBCT则能提供一种确定的治疗计划。

对根分叉病变准确的探查和牙根形态的评估直接影响根分叉病变的诊断、治疗方法的选择、牙齿预后的评估和维护过程。

CBCT提供了更具体的手术治疗计划，对行切除性手术的牙齿要保留的牙根有更清楚的计划。理想的情况是仅对打算保留的牙根行术前根管治疗，需要切除的牙根管冠方使用复合树脂良好封闭。另外，CBCT能够评估根尖周病变或者牙周牙髓联合病变，评估现存牙根的根管治疗效果和近中颊根第二根管（MB2），在本项研究的牙齿中，这些实际上都被观察到。这样就避免了不必要的治疗，降低患者的不适感、治疗次数和花费，并增强了治疗效果。

Ross和Thompson（1980）报道患有广泛型慢性牙周炎的上颌磨牙伴根分叉病变的概率高达90%。常规根尖片比临床检查更能探查出根分叉病变，临床检查和根尖片的一致性为65%，22%的病变仅由根尖片发现，3%仅通过临床检查发现。最近研究表明，CBCT促进了对根分叉病变、牙根融合和牙根紧邻诊断的精确性。这些措施使对牙根的诊断和预后更加可靠，从而采取更合适的治疗措施。采取正确的治疗方法非常重要，尤其是牙或者保留的牙根需要进行修复性治疗和/或作为固定义齿（FDP）的基牙。

McGuire（1991）以及McGire和Nunn（1996）观察到维护期间牙齿的丧失率是2%，上颌磨牙是最经常被拔除的牙齿。假如经过积极的牙周治疗，与最初的牙齿预后相比，5年和8年评估显示了巨大的改善，尤其是最初预后良好甚至是预后较差的牙齿。发生恶化的牙齿最开始即评价为预后极差，表现为严重的附着丧失导致冠根比极度不良、不易探及的Ⅱ度或Ⅲ度根分叉病变和/或加重的牙齿动度。预后极差定义为没有维护所需要的合适的牙周附着，建议拔除但患者没有拔除（McGuire 1991；McGuire & Nunn 1996）。最近的研究显示，通过CBCT分析每个牙根剩余的牙周附着，其与骨内根长度有关（骨内/外根长比），相对于冠根比，骨内/外根长比是一个更加合适的测量指标。尽管没有严格的数据表明单颗牙恢复或者作为FDP基牙需要牙周支持组织的最小量，现有的研究发现帮助评估剩余附着以及为适应咬合面形态需要的大概量。

牙科CBCT的使用比起常规临床检查和根尖片的方法更直接和具体的评估上颌磨牙的根分叉病变，结合CBCT分析所得的治疗计划与单纯依靠临床检查和根尖片所得的治疗计划有所不同。在伴有根分叉病变的上颌磨牙应用此种影像工具来制订治疗计划有助于确定临床诊断，避免不必要的手术或牙髓治疗。

参考文献

[1] Åkesson, L., Håkansson, J. & Rohlin, M. (1992) Comparison of panoramic and intraoral radiography and pocket probing for the measurement of the marginal bone level. Journal of Clinical Periodontology 19, 326–332.

[2] Al-Shammari, K. F., Kazor, C. E. & Wang, H. L. (2001) Molar root anatomy and management of furcation defects. Journal of Clinical Periodontology 28, 730–740.

[3] Bower, B. C. (1979) Furcation morphology relative to periodontal treatment. Furcation root surface anatomy. Journal of Periodontology 50, 366–374.

[4] Carnevale, G., Pontoriero, R. & di Febo, G. (1998) Long-term effects of root-resective therapy in furcation-involved molars. A 10-year longitudinal study. Journal of Clinical Periodontology 25, 209–214.

[5] Dannewitz, B., Krieger, J. K., Hüsing, J. & Eickholz, P. (2006) Loss of molars in periodontally treated patients: a retrospective analysis five years or more after active periodontal treatment. Journal of Clinical Periodontology 33, 53–61.

[6] Eickholz, P. (1995) Reproducibility and validity of furcation measurements as related to class of furcation invasion. Journal of Periodontology 66, 984–989.

[7] Gher, M. W. & Dunlap, R. W. (1985) Linear variation of the root surface area of the maxillary first molar. Journal of Periodontology 56, 39–43.

[8] Hamp, S. E., Nyman, S. & Lindhe, J. (1975) Periodontal treatment of multirooted teeth. Results after 5 years. Journal of Clinical Periodontology 2, 126–135.

[9] Hirschfeld, L. & Wasserman, B. (1978) A longterm survey of tooth loss in 600 treated periodontal patients. Journal of Periodontology 49, 225–237.

[10] Kalkwarf, K. L. & Reinhardt, R. A. (1988) The furcation problem. Current controversies and future directions. Dental Clinics of North America 32, 243–266.

[11] Kasaj, A. & Willershausen, B. (2007) Digital volume tomography for diagnostics in periodontology. International Journal of Computerized Dentistry 10, 155–168.

[12] Loos, B., Nylund, K., Claffey, N. & Egelberg, J. (1989) Clinical effects of root debridement in molar and non-molar teeth. A 2-year follow up. Journal of Clinical Periodontology 16,498–504.

2012; 39: 850–860

Journal of Clinical Periodontology

牙周切除性治疗后的磨牙生存率——一项回顾性研究

Survival of molar teeth after resective periodontal therapy—A retrospective study

Lee KL, Corbet EF, Leung WK

王勤涛 审　朱宏、胡鑫 译

摘要

目的：本研究通过研究磨牙切除性治疗的预后，用以延长有一个或更多无法保留牙根的患牙生存期，避免牙齿因无法治疗而拔除。

材料与方法：调查149名曾行切除性治疗患者的临床记录。对人口统计学和牙科病历进行记录，并进行回访检查。建立Cox回归模型。

结果：149例行切除性治疗患者，132例（88.6%）是由于牙周问题。89例（59.7%）术后回访时已拔除（平均术后10年），中位生存期为74个月。与切除性治疗后患牙生存期缩短有显著关联的因素包括：接受切除性治疗时年龄，保留牙根的术前影像学骨剩余<50%，术前牙齿松动度Ⅱ度或以上以及未行牙周夹板或桥体固定。

结论：随着手术时年龄增加、松动度Ⅱ度及以上以及术前保留牙根影像学骨高度的降低，失牙风险增大。切除性治疗后患牙固定到邻牙有益于提升生存率。

关键词：根分叉区组织缺损，磨牙，牙周夹板，牙周炎，比例风险模型，失牙，预后

磨牙牙周炎继发根分叉病变的预后通常要差于单根牙或者无根分叉病变的磨牙（Nordland et al. 1987；Loos et al. 1989；Wang et al. 1994）。因此根分叉病变的磨牙进行非手术牙周治疗之后失牙的风险更大（Ekuni et al. 2009），这可能与牙齿解剖特点有关，比如根面凹陷（Al-Shammari et al. 2001）、颈部釉突（Chiu et al.1991；Hou et al. 1994）和根分叉入口宽度狭窄（Bower 1979）。这些缺点也影响着亚洲人群根分叉病变磨牙的治疗（Hou & Tsai 1987，1997a；Zee et al. 1991）。

之前已有多种被认为是针对不同程度根分叉病变的根治方法（Carnevale et al. 2008；Walter et al. 2011）。Huynh-Ba对于保存根分叉病变多根牙的牙周治疗效果进行了系统回顾（Huynh-Ba et al. 2009），认为可以实现患牙良好的长期保存。对于重度根分叉病变的患牙，进行牙周切除性治疗，如截根术、分根术或者牙半切术，都是比较常见的治疗。关于切除治疗术后牙齿的报道数据各异（Bergenholtz 1972；Hamp et al. 1975；Klavan 1975；Langer et al. 1981；Erpenstein 1983；Bühler 1988；Basten et al. 1996；Blomlof et al. 1997；Carnevale et al. 1998；Dannewitz et al. 2006）。不同的观察时间后不同的研究报道的牙齿保存率范围从低于10%到高达90%。病例的选择，不同的切除术式，根管治疗的质量，手术患牙是否联合做固定修复，术后修复方法以及被观察患者的龋病易患性在这些研究报道中均各异。对这些研究结果的的比较必须审慎。一个系统性综述得出结论：牙根纵折和牙髓治疗失败是牙周切除性治疗后的最常见并发症（Huynh-Ba et al. 2009）。

在当代的研究者中，牙齿截根术原本认为是当作激进和根本性的手段（Farrar 1884），至今仍常常被作为最后的治疗手段。在当前的研究中，如果累及的牙齿不是第二磨牙，或者根分叉不是位于极度根尖方，或者截根术后具有可预见的家庭护理（Hamp et al. 1975），截根术可以简便易行地延长牙齿的寿命。评估截根术治疗结果的其他因素包括剩余的牙周支持、咬合力、整体价值、患者的年龄和健康状况等（Carnevale et al. 2008）。这种不得已而为之的治疗方法尤其受那些愿意保留牙齿的中国患者青睐（Razak et al. 1990）。本研究的目的在于回顾性调查一些变异因素如患者的人群统计、口腔健康习惯、支持性护理、牙齿、牙周和咬合因素，是否可能与患者行截根术后磨牙生存率有关。

材料与方法

研究对象

患者纳入的临床诊疗记录表明，在2006年12月31日之前，这些患者曾在牙科教学医院接受截根术、分根术或半切术，并且至少术后1年以上。受测患者在进行截根术之前必须行非手术机械治疗。此外，这个病历必须记录清楚，截根术是由牙周科教师实施或者由带教医生指导牙周实习生进行。总之，所有牙周治疗受试者都接受牙周非手术机械治疗，必要时行局部麻醉。这些病例在术后3~6个月进行标准化评估，如有必要则进行第二次非手术治疗，之后仔细评估患者的剩余牙周袋深和个别牙预后情况。如果根分叉病变患牙预后不佳或可疑，则与患者充分讨论拔除或保存患牙的利弊、替代治疗选择以及可能的花费等。对于受测患者选择的后续治疗，先行牙髓治疗，之后进行标准入路翻瓣，以及患牙进行合适的直接部冠修复（图1）；或者明确在术后尽快行牙髓治疗。一旦暴露出根面和根分叉，则常规进行分离及去除患根、对保留部分进行根面刮治、牙根修形使之平整光滑，以降低菌斑滞留，利于日常维护。为了延长牙齿寿命，截根术后患牙不常规进行过大的冠部修复也不行骨切除术。按照同样的想法，上颌磨牙的残余根分叉病变也不行分根术，除非患者签署知情同意书，知道如何在家进行根分叉清理。这些患者里面一小部分是从医院内部或者从私人诊所转入，因为根管治疗失败或者根折等原因需要行截根术治疗。总之，这些受试患者按需先行非手术牙周治疗或者牙髓治疗，之后才能按上述行截根术治疗。

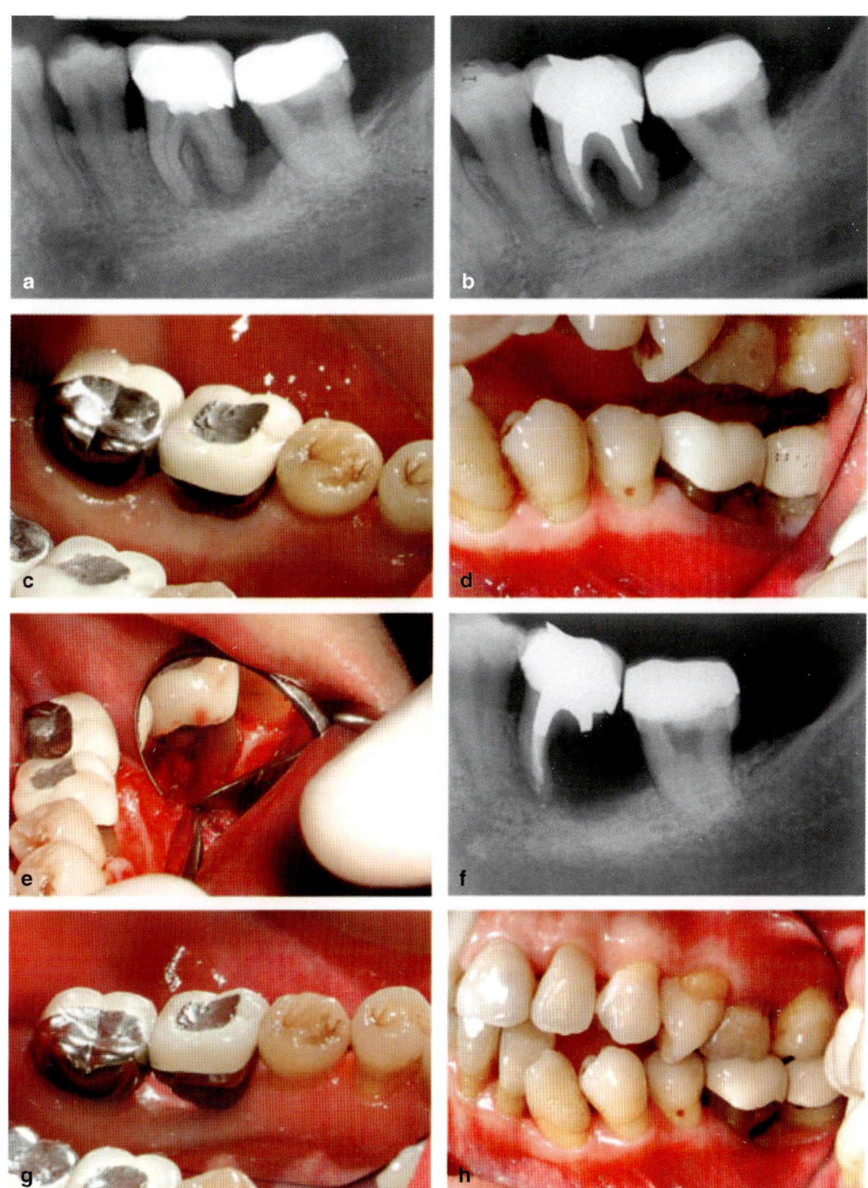

图1　一名41岁左下颌第一磨牙牙周–牙髓联合病变的女患者，要求行远中根切除术以避免拔牙。影像学显示的（a）术前和（b）根管治疗后病损状况；牙周非手术治疗和根管处理后不久的口内左下颌后区（c）舌侧和（d）颊侧观。（e）36牙远中根切除；（f）截根术后影像学表现；术后常规行SPC，25个月后回访时的（g）舌侧和（h）颊侧口内观

为了治疗牙周病患者，牙周科常规提供系统牙周支持维护（structured supportive periodontal care；SPC），患者必须半年一次接受口腔卫生指导，并由专业医师或者由卫生士辅助的牙周实习生进行牙周专业清理。当地的水含氟（Wong et al. 2006），因此除非存在脱矿早期病变的明确指征，牙周科并不定期给予氟化物。在SPC期的患者需要进行其他治疗时则退出本研究，往往系患者的负责医生完成他们的学业或者培训后离开医院所致。另一部分从私人诊所或者医院其他科室转入接受截根术的患者则要求在转入前单位接受牙周支持维护治疗。

进行截根术的患牙在术前或者术后1个月内，必须行根管治疗。术前和术后的X线片检查都需要记录在患者的病历里。剔除那些非中国患者和有其他疾患需预防性使用抗生素的患者。对于多于1颗牙需行截根术的受测者，则选择满足要求的首诊记录。共记录了379例已行截根术患者，42例患者因没有合乎要求的X线片记录被排除，100例患者失联，88例患者

拒绝参与研究，149例患者（62.9%）同意参与。数据由同一个指定的检查者（KLL）采集，2007年12月采集完毕。所有拒绝参与的患者通过电话回访患牙存留情况。

问卷由两部分组成，收集受教育程度、家庭收入、职业、吸烟、饮食尤其是硬质食物进食习惯、口腔卫生习惯、佩戴义齿、全身健康状况、口腔回访的依从性（通过接触患者的私人医生，针对可以拿到的医院口腔病历，既往个人支持性牙周维护进行交叉检查以确认）以及切除患牙的主观牙齿松动度（Fleszar et al. 1980）。记录切除患牙缺失的时间、原因和患者自述牙齿存留期。尽可能将失牙的数据与医院记录进行交叉检查（在牙周科接受SPC或者口腔医院其他科室检查记录的受测者，或关注患牙在教学医院进行拔除）。对于关注牙齿在别处拔除，患者自述被认为可靠，一并纳入本研究。

切除性治疗前的临床记录

以下截根术前的记录来自于患者的病历：

治疗前牙齿松动度：根据Miller分类记录数据。

治疗前的根尖平行X线片用于评估以下几项：根柱长度：根分叉至釉牙骨质界（CEJ）间的相对距离（Hou et al .2005）。根分叉角度：冠状面上切除牙根和保留牙根长轴间夹角。不小于15°被认为是“发散的”。在上磨牙，仅可测量近中颊根和远中颊根间的角度。剩余骨水平：是保留牙根近远中面骨水平的平均值，当保留牙根超过一个，即为保留所有牙根X线片近远中骨质水平的平均值，剩余骨水平可以分为75%、50%~74%、<50%。冠根比：每牙所有根近远中面的均值作为最终牙齿的值。在X线片确定了关注牙尖端、釉牙骨质界和相应的根尖后，用Schei尺记录根柱长度，剩余骨水平和冠根比的测量结果。对于已行冠修复的牙齿用冠边缘代替釉牙骨质界。如果存在患牙有超出釉牙骨质界的修复体，则修复体的龈边缘就被作为参考点。对于改变了的参考点，如修复体改变牙尖，邻面修复体边缘覆盖釉牙骨质界，无论是数据收集的哪个阶段也都必须舍弃数据。根管治疗质量：按影像学结果，根据欧洲牙髓病学会对于根充质量和/或超填的共识，将其分为好和不好（2006）。治疗前影像学根尖病灶大小：根据影像学检查根尖大小的尺寸分为：≤2mm，2.1~4.0mm，≥4.1mm。本研究中未记录也不探究切除牙根的临床决策，相反，只考虑切除根的数量和定位以及因此保留的牙根。

切除性治疗后的临床记录

以下截根术后早期病程记录来自于患者的病历：

截根术质量：任何截根术产生的影像学上的悬突、根分叉突出、牙根残片或凹面被认为是不理想的截根术（Newell 1991）。龋病：如果有任何根面龋坏的临床症状（记录提及）和/或影像学证据。截根术后修复状态：简单直接修复（银汞合金或后牙复合材料），或者全冠修复，桥体，或者用夹板固定到邻牙。存在桩核：有：无论是铸造或预制；或没有。咬合因素：殆力单位被分为：（1）固定组成——牙、种植体或桥体；（2）可摘义齿；（3）无咬合。切除患牙的对殆数目：前磨牙大小的对殆被认为是一个单位的对殆组成，磨牙大小的对殆被考虑为两个单位（Käyser 1981）。

临床检查

这些检查由同一检查者操作（KLL）。除了第三磨牙以外的每颗牙及保留牙根都要探诊6个位点（近中颊侧、颊侧、远中颊侧、近中腭侧、腭侧、远中腭侧）的牙菌斑存在与否，探诊出血（BOP），牙龈退缩（REC），探诊深度（PPD）和牙周附着水平（PAL）。使用PCP-UNC 15探针完成（Hu-Friedy，Chicago，IL，USA）。根据一个已报道的方案测量REC、PPD和PAL的值（Pilgram et al. 2000），舍弃有嵌塞和CEJ不确定的牙齿位点。

如果切除的牙齿仍然存在，需要拍摄根尖平行X线片。与此类似的对术前和术后早期影像学测量也要进行记录。此外，也必须记录任何根尖病灶的增大、根充的影像学改变和牙周膜间隙的增宽。

数据分析

原始数据综合进行标准描述性统计分析。截根术后牙齿的回访生存率作为因变量，与作为自变量的各种术前术后因素进行分析。独立变量包括：截根术进行时的年龄性别、受教育程度、吸烟、饮食习惯、义齿佩戴、牙科检查的依从性、口腔卫生习惯、术前牙齿松动度、牙根形态、保留牙根类型、切除治疗的质量、根管治疗的质量、治疗前根尖病变的大小、保留牙根X线片剩余骨水平、影像学冠根比、截根术后的修复状况、截根术患牙与邻牙的各类夹板。同样的，使用Kaplan-Meier分析/对数秩和检验，对截根术后患牙的存留时间和各种独立因素进行单变量分析，从混杂因素中找出对患牙保存时间起决定性的因素。总之，自变量是截根术和回访时的年龄，性别，吸烟，定期检查，牙型，术前牙齿松动度，回访时的下列因素——Pl%、BOP%、全口PPD均值，缺牙、义齿佩戴和回访时发现的任何明显与患牙缺失有关的因素。使用Kaplan - Meier乘积极限估计来进行截根术后患牙的保留时间和各自变量之间关联进行单变量分析。定义截根术进行的时间为时间零点。回访时需要记录截根术后患牙存留和患者自述保留时间。利用计算出的生存曲线“最大似然”估计真实生存曲线。然后，基于上述的独立变量构建多变量COX回归模型，这些变量明显表现与以下有关：（1）回访时患牙的保存；（2）Kaplan－Meier分析计算出的患牙保存时间。显著性水平定为0.05。所有数据使用SPSS16.6进行分析（Chicago，IL，USA）。

结果

多数在牙周科接受切除性治疗的患者（88.6%），存在严重附着丧失，而切除性治疗是延长受累牙生存期的唯一选择。因此，在患者考虑进行治疗期间，截根术的指征未曾改变，这个时间的中值是9.0年，平均值是（9.0±5.7）年。

149例患者里只有17例（11.4%）是非牙周炎病例。在132例牙周炎患者中，87例（65.9%）曾经接受至少每年2次的SPC，72例（54.5%）就诊于牙周科，15例（11.4%）就诊于私人牙科医生。其他人（n=45例牙周炎患者和17例非牙周炎患者），尽管建议在私人牙医那里进行常规的SPC，但事实上每年少于2次SPC。

受试牙中，病例记录有70例根分叉病变Ⅰ度，79例根分叉病变Ⅱ度或Ⅲ度。然而，许多根分叉病变在临床检查中虽被记录为Ⅰ度，而手术中发现这些根分叉病变更为严重或者某一牙根的附着丧失十分严重。由于不能把临床上的每个根分叉与影像学检查作比对，此项研究没有记录其他磨牙的情况。

23颗牙齿（15.4%患者）行半切术，其余126颗牙行截根术。在进行截根术治疗的牙齿中，76颗（51.0%）是上颌第一磨牙，13颗（8.7%）是上颌第二磨牙，43颗（28.9%）是下颌第一磨牙，17颗（11.4%）是下颌第二磨牙。对于上颌第一和第二磨牙，切除近颊根、远颊根、颊侧两个根以及腭根的比例分别是15颗（10.1%）、21颗（14.1%）、7颗（4.7%）和46颗（30.9%）。对于下颌磨牙，行近中根或远中根切除术的患牙都是30颗（20.1%）。有39颗行截根术上颌磨牙中，仍存留根分叉病变。48颗（32.2%）切除患牙进行了冠修复。

患者行截根术的平均年龄是47.3岁（19~83岁），回访的平均年龄是（57.3±10.6）岁。人口统计学数据和患者的个人习惯归纳在表1。34例吸烟和曾吸烟患者的吸烟指数均值是（19.5±14.5）包/年。截根术后观察时间从1年到24年不等，分别为1~5年（31.5%），6~10年（28.9%），11~15年（24.8%）和≥16年（14.8%）。

截根术后患牙保存时间的均值（±SD）个月和中位值分别是73（±58.9）个月和74个月。89颗（59.7%）切除患牙在复查前已被拔除。这些拔除牙中，拔牙指征明确知晓的有73颗（82.0%），而其余的（n=16）拔牙原因是患者自述。总体报告的拔牙原因包括：牙周原因（n=66，74.2%），根折（n=14，15.7%），牙髓原因或牙根吸收（n=6，6.7%）和龋病（n=3，3.4%）。总计包括受测者的牙齿在内的931颗第一和第二磨牙，在基线时分布于149名受试者中（表2）。那些报道定期进行SPC者，第一磨牙和第二磨牙的平均失牙率是0.6，而那些不遵守常规回访患者第一磨牙和第二磨牙的平均失牙率是1.0。吸烟指数与截根术后回访患牙的生存期无关。

89颗截根术后失牙的生存期分别是：0~3年40颗（44.9%），4~6年24颗（27.0%），7~9年7颗（7.9%），10~12年11颗（12.4%）以及>12年7颗（7.9%）。对于在术后前3年失去的40颗患牙，30颗（75%）是由于牙周原因或者动度过大，5颗（12.5%）是由于根折以及剩下5颗（12.5%）是由于牙髓问题。40颗牙里的18颗（45%）术后X线片显示保留牙根的剩余骨水平<50%。拒绝参与临床研究但通过电话和邮件回访的88例患者，在之后全部通过电话联系。41例患者（应答率46.6%）同意回答有关截根术后患牙的情况。他们行截根术时平均年龄为（46.1±10.0）岁，电话联系时平均年龄（60.7±9.3）岁。24颗（58.5%）截根术后患牙平均生存期超过14.6年。

表1展示所有受测者的背景材料。对于那些受测者自述或者来自医院常规牙科检查病历，未应用专业氟化物。日常使用牙间隙刷患者Pl和BOP值相对更低（$P\leqslant0.021$）。初步单因素分析表明，回访时截根术患者：（1）比患牙缺失的患者更加年轻；（2）报告做定期口腔检查。截根术后患牙的生存率与受测者的性别、全身系统疾病、经济因素、受教育程度、吸烟、饮食以及口腔卫生习惯没有显著性关系（表1）。

回访时患牙保存与患牙牙齿类型、治疗前松动度、牙根形态和根管治疗质量都没有显著性联系。术前影像学根尖周病变大小与患牙生存率没有显著相关性。保留牙根的位置、咬合单位、截根术的质量、术后治疗与回访时患牙生存率没有显著相关性。术前患牙支持、术后修复状态，包括桩核的使用，与回访时患牙生存率相关。无义齿、较少的龋患（DT）或充填牙（FT）以及复查时更低的全口龈退缩与回访时患牙的生存率有关（表3）。

截根术后中位生存期（50%）为74个月。根据Kaplan–Meier曲线（资料未显示），截根术后一半患牙在术后6年内丧失。预计术后10年生存率为39%。

表4列出与截根术后患牙生存率显著相关的因素（未控制混杂因素）。骨高度减少50%，松动度≥Ⅱ度都与生存率降低有关，而作为桥体基牙或者使用夹板固定都与提高生存率有关。基于上述，建立多变

表1 受测者的背景特征

特征	分类	截根术后牙齿状况		检验方法	统计数据	*P*值
		丧失（*n*=89）	保存（*n*=60）			
年龄（均值±SD，年）	回访时	59.2 ± 10.0	54.6 ± 11.0	t	2.639	0.009
	截根术时	47.3 ± 9.9	47.3 ± 12.2	t	−0.035	NS
性别	男	52（58.4）	30（50.0）	χ^2	1.028	NS
	女	37（41.6）	30（50.0）			
每月家庭收入（港币）[a]	< 10000	35（39.3）	15（25.0）	χ^2	3.350	NS
	10000 ~ 19999	24（27.0）	19（31.7）			
	≥20000	30（33.7）	26（48.3）			
教育程度	无/小学	24（27.0）	14（23.3）	χ^2	1.705	NS
	中学	44（49.4）	26（43.3）			
	中学以上	21（23.6）	20（33.3）			
吸烟	不吸烟者	67（75.3）	48（80.0）	χ^2	0.453	NS
	既往吸烟者/吸烟者	22（24.7）	12（20.0）			
包–年（均值 ± SD）	既往吸烟者	20.9 ± 18.2	8.8 ± 6.1	t	1.421	NS
	吸烟者	22.2 ± 14.2	23.0 ± 11.5	t	0.103	NS
全身疾病	无	55（61.8）	46（76.7）	χ^2	3.628	NS
	有	34（38.2）	14（23.3）			
饮食习惯						
进食硬质食物	无	48（53.9）	34（56.7）	χ^2	0.108	NS
	有	41（46.1）	26（43.3）			
零食	无	54（60.7）	33（55.0）	χ^2	0.475	NS
	有	35（39.3）	27（45.0）			
日常饮用软饮	无	72（80.9）	45（75.0）	χ^2	0.739	NS
	有	17（19.1）	15（25.0）			
口腔卫生习惯						
刷牙习惯	每日≤1次	76（85.4）	50（83.3）	χ^2	0.117	NS
	每日≥2次	13（14.6）	10（16.7）			
牙间隙刷	无	20（22.5）	10（16.7）	χ^2	0.751	NS
	有	69（77.5）	50（83.3）			
定期牙科检查	无	45（50.6）	17（28.3）	χ^2	7.9579	0.019
	有：私人医生	9（10.1）	6（10.0）			
	有：医院	35（39.3）	37（61.7）			

无另外说明则结果为数值（%）；NS为无显著

[a]7.8港币=1美元

表2 受测者第一和第二磨牙状态

	基线（*n*=149）	回访时[a]				
		未行SPC（*n*=62）		行SPC[b]（*n*=87）		
		丧失	保存	丧失	保存	P值[c]
关注牙齿	149	45	17	44	43	0.011
其余第一/第二磨牙	782	65	274	53	390	0.007
总数	931	110	291	97	433	

[a]整体P<0.001，卡方检验

[b]包括在医院和私人牙科诊所行SPC

[c]卡方检验

表3 受测者的牙科状态

特征	分类	截根术后牙齿状况		检验方法	统计数据	P值
		丧失（n=89）	保存（n=60）			
截根术前记录						
临床记录						
牙位	上颌第一磨牙	49（55.1）	27（45.0）	χ^2	3.030	NS
	上颌第二磨牙	9（10.1）	4（6.7）			
	下颌第一磨牙	23（25.8）	20（33.3）			
	下颌第二磨牙	8（9.0）	9（15.0）			
牙齿松动度[a]	M0	26（29.2）	28（46.7）	χ^2	5.731	NS
	MⅠ	45（50.6）	26（43.3）			
	MⅡ或以上	18（20.2）	6（10.0）			
影像学记录						
牙根形态						
根柱长度	根颈1/3	42（47.2）	30（50.0）	χ^2	0.113	NS
	根颈1/2和2/3	47（52.8）	30（50.0）			
分叉角度[b]	<15°	42（47.2）	34（56.7）	χ^2	1.288	NS
	≥15°	47（52.8）	26（43.3）			
牙齿支持						
剩余骨水平	>75%	23（25.8）	28（46.7）	χ^2	19.042	<0.001
	74%~50%	38（42.7）	30（50.0）			
	<50%	28（31.5）	2（3.3）			
冠根比	（Mean ± SD,%）	1.90 ± 1.25	1.25 ± 0.53	t	4.350	<0.001
根管治疗质量[c]	不好	11（12.4）	10（16.7）	χ^2	0.251	NS
	好	78（87.6）	50（83.3）			
治疗前根尖病变大小（mm）	≤2.0	63（70.8）	43（71.7）	χ^2	2.815	NS
	2.1~4.0	17（19.1）	15（25.0）			
	≥4.1	9（10.1）	2（3.3）			
截根术后记录						
截根术后牙齿记录						
保留牙根						
类型						
上颌	MB+DB	32（36.0）	14（23.3）	χ^2	9.715	NS
	DB+P	10（11.2）	5（8.3）			
	MB+P	13（14.6）	8（13.3）			
	P	3（3.4）	4（6.7）			
下颌	M	17（19.1）	13（21.7）			
	D	14（15.7）	16（26.7）			
修复体	简易修复体	71（79.8）	30（50.0）	χ^2	14.572	<0.001
	冠修复	10（11.2）	16（26.7）			
	桥基牙/夹板	8（9.0）	14（23.3）			
龋病[f]	无	87（97.8）	55（91.7）	χ^2	2.965	NS
	有	2（2.2）	5（8.3）			
对殆力单位	无	5（5.6）	5（8.3）	χ^2	1.126	NS
	可摘义齿	7（7.9）	7（11.7）			
	固定义齿[d]	77（86.5）	48（80.0）			
对殆力单位数目	（均值 ± SD）	8.12 ± 3.50	8.57 ± 3.26	t	–0.779	NS
影像学资料						
截根术治疗质量[e]	不好	14（15.4）	7（10.9）	χ^2	0.211	NS

续表

特征	分类	截根术后牙齿状况		检验方法	统计数据	*P*值
		丧失（*n*=89）	保存（*n*=60）			
	好	75（84.6）	53（89.1）			
桩核存在	无	87（97.8）	53（88.3）	χ^2	5.603	0.018
	有	2（2.2）	7（11.7）			
回访时牙科状态						
全体						
Pl%		0.52 ± 0.27	0.45 ± 0.26	*t*	1.769	NS
BOP%		0.32 ± 0.23	0.27 ± 0.24	*t*	1.289	NS
REC		1.61 ± 0.85	1.18 ± 0.81	*t*	3.141	0.002
PPD（mm）		1.44 ± 0.64	1.56 ± 0.62	*t*	−1.091	NS
PAL（mm）		3.06 ± 1.17	2.74 ± 1.17	*t*	1.652	NS
MT		0.57 ± 1.43	0.50 ± 1.02	*t*	0.342	NS
DT		7.27 ± 5.06	3.55 ± 3.74	*t*	5.160	<0.001
FT		3.99 ± 3.80	5.85 ± 5.26	*t*	−2.356	0.020
DMFT		11.83 ± 6.08	9.90 ± 6.53	*t*	1.846	NS
义齿佩戴	是	57（64.0）	49（81.7）	χ^2	5.421	0.020
	否	32（36.0）	11（18.3）			
截根术后牙齿临床数据						
牙齿松动度[a]	M0	NA	40（66.7）			
	MⅠ	NA	15（25.0）			
	MⅡ或以上	NA	5（8.3）			

无另外说明则结果为数值（%）；D =远端；DB=远中颊；M =近中；MB=近中颊；NA=不适用；NS=无显著；P=腭侧

[a]松动度——根据Miller分类（Miller 1938）。

[b]上颌磨牙根分叉角度——仅在近中颊根和远中颊根之间

[c]根管治疗质量——根据欧洲牙髓病学会的共识报告进行分类

[d]固定单位——牙齿或者冠和桥体单元的基牙或种植体

[e]截根术质量——按Newell（1991）分类

[f]影像学辅助诊断

表4　与截根术后患牙生存期显著相关因素的Kaplan-Meier分析

特征	分类（1~3）	N（%）	中位生存期（月）	95%可信区间（月）	Log-Rank卡方检验*P*值	分类生存率区间
剩余骨水平	≥75%（1）	51（34.2）	156	94.4~217.6	<0.001	1>3
	74% ~ 50%（2）	68（45.6）	106	69.5~142.4	<0.001	2>3
	<50%（3）	30（20.1）	25	2.6~47.4		
术前牙齿松动度[a]	M0（1）	54（36.2）	123	84.9~161.1		
	MⅠ（2）	71（47.7）	62	51.3~72.7	0.009	1>2
	MⅡ或以上（3）	24（16.1）	39	0.0~81.3	0.009	1>3
修复体	简易修复体（1）	101（67.8）	63	51.3~74.7		
	冠修复（2）	26（17.4）	156	88.2~223.8	0.006	1<2
	桥基牙/夹板（3）	22（14.8）	227	—	0.006	1<3

使用Kaplan-Meier分析自变量，但是最后无显著性：截根术时及回访时的年龄，性别，吸烟，定期牙科检查（无/有：私人诊所或医院），牙型，桩核的存在和回访时下列因素——Pl%、BOP%、PPD、REC、DT、FT和义齿佩戴。因为与剩余骨水平可能有混杂使得冠根比值没有纳入

[a]松动度——根据Miller分类（Miller 1938）

表5 截根术后牙齿生存期的多变量Cox比例风险回归模型

变量	参数估计（B）	标准差（SE）	*P*值	风险比（95% CI）
截根术时年龄	0.02	0.01	0.04	1.021（1.001~1.040）
骨高度				
>75%				1
74%~50%	0.49	0.28	0.08	1.626（0.943~2.807）
<50%	1.51	0.31	<0.001	4.515（2.460~8.287）
截根术前牙齿松动度[a]				
M0				1
MⅠ	0.19	0.26	0.47	1.211（0.724~2.026）
MⅡ或以上	1.11	0.35	0.001	3.033（1.534~5.997）
修复体状况				
简易修复体				1
冠修复	−0.43	0.35	0.22	0.651（0.329~1.289）
桥基牙/夹板	−1.34	0.42	0.002	0.263（0.115~0.603）

对独立因素进行分析简化的结果，包括回访时的年龄，性别，吸烟，定期检查（无/有：私人诊所或医院），牙型，桩核的存在，回访时的下列因素——Pl%、BOP%、PPD、REC、DT、FT和义齿佩戴等显示与截根术后牙齿生存期无明显关联。因为与剩余骨水平可能有混杂使得冠根比值没有纳入

[a]松动度——根据Miller分类（Miller 1938）

量Cox比例风险回归模型（表5）。在校正Cox回归模型里，患牙骨水平>75%比骨水平<50%有更长的生存时间（*P*<0.001）。患牙骨水平<50%与骨水平>75%相比，失牙风险要高出4倍。术前动度Ⅱ度或更大的牙齿，失牙风险要比不松动牙齿高出3倍。术后未行牙周夹板固定患牙相比进行固定的患牙，失牙风险显著增加74%。患者在进行截根术治疗时的年龄越大，生存率就越低，这两者显著相关。Harrell’s一致性指数为0.6924，这表明在模型变量的基础上有70%的概率正确预估出配对患者的患牙生存期（Harrell et al. 1996）。

讨论

本研究表明，对于存在无望牙根及多数伴有严重牙周病损的磨牙，一些因素会正向或负向影响着截根术后患牙的保存。这些因素包括：保留牙根术前影像学骨水平、术前松动度、冠修复和夹板固定。当临床医生遇到根分叉病变患牙或者多根牙仅有一根伴有牙髓疾病或根折而必须行截根术时，这些信息可以帮助治疗时临床医生制订手术方案，并在术后延长患牙的生存期。与更早的报道相类似（Leung et al. 2006），术后第一磨牙和第二磨牙丧失的大部分患者（53.1%）都是那些未执行SPC建议者（42.1%）。由于回顾性研究的限制，本研究不能获得更多的可靠数据对第一磨牙和第二磨牙丧失与SPC执行情况、吸烟、治疗类型（手术或非手术）进行比较，并据此来进行磨牙截根术与非截根术的准确比较。

根据一项研究（Hamp et al. 1975），多数严重患牙可能不会保留或治疗，44%的根分叉病变患牙在开始治疗时就被拔除了。截根术在这些研究里可能被作为一个有限的治疗手段去开展（Carnevale et al. 1991, 1998），或是将截根术作为一个伴有重度附着丧失时的最后不得已手段。除非病例里治疗方案的采用和治疗目标的确定有详细记录，否则很难比较不同的研究结果。关于手术前临床检查和牙片显示既往已经做过截根术，或是在截根术中直视下所见临床病损问题后所做的临床决断等（Walter et al. 2009），未纳入本研究中。

根据本研究的性质，由于部分接受截根术患者的联系方式不再有效或者已经去世，而不能进行回访。部分患者信息来自于临床报告，因此难以满足纳入标准。相当一部分曾接受截根术患者由于研究要求到牙科教学医院进行回访，因而拒绝参加这个项目。这些患者虽然拒绝参加项目，但是他们愿意接受电话回访。他们的年龄较之那些参加这个项目，并报道患牙生存期更长的患者更大。因此未参与患者较之实际参与者，可能会表现出更差的生存率。成功回访的患者数目是149名，与中国香港一项观察的研究相类似（Leung et al. 2006）。

由于牙医的治疗方案选择相异（Zitzmann et al. 2011），一系列临床因素可能影响到牙周病磨牙的治疗决策（Svärdström & Wennström 2000）。在本研究中，89%接受截根术的患者其所有牙根的附着丧失程度不一。保留牙根的剩余骨支持并非在每个病例里都是很理想。在本研究中，半数截根术后的患牙术前影像学显示骨支持<75%，20%的骨支持<50%。术前影像学骨支持<50%的牙齿行截根术后中位生存期仅有2.1年（数据未显示）。89颗拔除患牙有40颗是在术后头3年被拔除的，骨高度

降低可能是造成这种现象的一个可能原因。对于那些保留牙根周骨高度较低的预后不明患牙，以截根术作为尝试延长其生存期的最后手段，可能解释了为何本研究里截根术失败率高的问题。另一项对于亚洲人群截根术的研究也认为，保留的牙根应当有足够的骨支持（Park et al. 2009）。

中国人下颌第一磨牙有高达21%的概率存在远中舌根，使得截根术操作更为复杂（Walker & Quackenbush 1985；Huang et al. 2007；Tu et al. 2007）。但是本研究并没有表明：特定类型的截根术患牙和术后生存率间有显著关联，这与更早的一项研究相一致（Blomlof et al. 1997）。

本研究发现，截根术后患牙生存期与进食坚硬食物包括啃咬骨头没有显著性关联。截根术后磨牙的保留牙根只能接受最轻负担的建议（Langer 1996）可能不会在实践中起作用，这些牙的咀嚼例如啃咬骨头都属平常活动。

本研究里，牙周原因/过大牙齿动度是失败的主要原因，占到截根术患牙丧失的75%。根折是第二位常见失败模式，占到失牙的15%，这个比例与另一项研究中亚洲人截根术后因根折失牙（18.6%）没有什么不同（Park et al. 2009）。作为最后的治疗方案，截根术最为常见，按本研究降序排列：上颌第一磨牙、下颌第一磨牙、下颌第二磨牙、上颌第二磨牙。有报道上颌磨牙更易发生根分叉病变（Hirschfeld & Wasserman 1978；McFall 1982；Svärdström & Wennström 1996），这可能是由于根分叉入口的数目或是否易于进入根分叉行菌斑控制的不同所致。

本项研究中只有1/5的患者曾行第二磨牙的截根术。在中国人中，上颌第二磨牙的长根柱和融合根发生率更高（Hou & Tsai 1997b），这些不利的解剖条件往往阻碍截根术的成功进行。据报道，患有牙周病的第二磨牙拔除率比第一磨牙高出2倍（Müller et al. 1995）。

截根术后患牙往往要接受各种类型的修复治疗，这些治疗会使截根术本身的结果评估更为复杂。一些研究（Carnevale et al. 1991，1998）表明，术后3~11年有一个非常高的生存率（93%），但这里面62%的治疗牙齿所行治疗为分根术，而不是截根术，而对于87%的术后患牙作为桥体基牙采用义齿夹板固定。近期一些研究关注根管治疗及截根术后的长期效果。对于根管治疗术后保留尽可能多冠部牙体组织的磨牙，可以不进行冠修复，无论牙体修复材料种类，都可以获得较好的长期生存（中位生存期>7.9年）（Nagasiri & Chitmongkolsuk 2005）。然而，另一项回顾性研究表明，对于牙根治疗术后的牙齿，没有冠保护的牙齿相比有冠保护的牙齿，失牙风险升高6倍（Aquilino & Caplan 2002）。而冠保护根管治疗牙齿与冠保护的活髓牙齿表现出相似的生存率（Valderhaug et al. 1997）。但是，他的研究表明，夹板可以保护截根术后牙齿。

本研究58%的患者报告每年进行2次牙科检查，这在中国香港普通人群（Oral Health Survey 2001）或是经治疗的牙周炎患者（Leung et al. 2006）中并非常见。然而，基于多变量分析，在牙周科和/或患者自己私人医生处进行定期牙科复诊与更好的截根术后磨牙生存率间并无关联性（表4）。考虑到牙周科提供SPC的质量与私人牙医提供支持维护的质量相比有潜在差异，以及这些接受私人医生治疗的患者难以准确记忆其提供的医疗行为，故没有尝试去分析在截根术后，牙科检查期间，预防性治疗质量对磨牙生存率的效果影响。尽管如此，规范化的维护治疗已经体现出对根分叉病变患牙保存的明显作用（Rosling et al. 1976；Nyman et al. 1977；Checchi et al. 2002；Pretzl et al. 2008），因此应该常规建议进行。

结论

本研究调查了一些回顾性因素，这些因素可能与来自于教学医院牙周患者群截根术后磨牙的临床生存率有关。大部分截根术是针对一个或更多无望牙根进行，大多伴有重度牙周破坏，以尝试延长牙齿的生存期。多个因素被证明影响磨牙截根术后生存率：截根术时年龄较轻和截根术后患牙与邻牙夹板固定能明显提升治疗效果，而牙齿术前X线显示骨水平降低，松动度Ⅱ度或以上是早期失牙的风险因素。因此，从本研究的结果可以给临床医生处理伴有严重附着丧失的牙周病患牙提供指导，可考虑对于这些患牙实施截根术以避免拔牙，延长牙齿的使用时间。